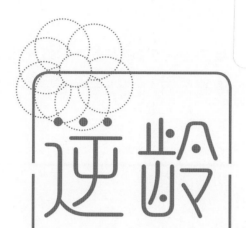

逆龄

女性必备
抗衰老指南

周 倩 著

中国轻工业出版社

图书在版编目（CIP）数据

逆龄：女性必备抗衰老指南 / 周倩著 . — 北京：中
国轻工业出版社，2023.12

ISBN 978-7-5184-4070-2

Ⅰ . ①逆… Ⅱ . ①周… Ⅲ . ①女性—抗衰老—基
本知识 Ⅳ . ① R173

中国版本图书馆 CIP 数据核字（2022）第 128360 号

责任编辑：付　佳

文字编辑：瀚　文　责任终审：张乃柬　整体设计：锋尚设计
策划编辑：付　佳　责任校对：宋绿叶　责任监印：张京华

出版发行：中国轻工业出版社（北京东长安街6号，邮编：100740）

印　　刷：北京博海升彩色印刷有限公司

经　　销：各地新华书店

版　　次：2023年12月第1版第2次印刷

开　　本：710×1000　1/16　印张：12

字　　数：200千字

书　　号：ISBN 978-7-5184-4070-2　定价：56.00元

邮购电话：010-65241695

发行电话：010-85119835　传真：85113293

网　　址：http://www.chlip.com.cn

Email：club@chlip.com.cn

如发现图书残缺请与我社邮购联系调换

231934S6C102ZBW

坚持8周，年轻3岁

眼下出现第一条细纹，皮肤不再通透、毛孔变得粗大、色斑变多？抑或是面部肌肉变得松弛下垂，泪沟、法令纹、双下巴越来越明显？

这些真的无法避免吗

2020年11月23日，世界顶级学术期刊《自然》（*Nature*）正式上线了一本专注于抗衰老研究的子刊《自然·衰老》（*Nature Aging*）；同月，另一本世界顶级医学期刊《柳叶刀》（*The Lancet*）也推出了健康长寿相关的专题子刊《柳叶刀·老龄健康》（*The Lancet Healthy Longevity*）。

哈佛医学院的大卫·辛克莱（David Sinclair）教授在其著作《可不可以不变老》中提到，"衰老是一种疾病，是身体随着年龄增长累积的损伤，而我们可以延缓这种自然发生的老化"。

不知你有没有发现，每个人变老的速度是不一样的。

《自然·医学》（*Nature Medicine*）发表了一项研究，科学家们通过血液检测发现人体的衰老过程并不是匀速发生的，主要生理转折点出现在34岁、60岁和78岁左右[1]。

34岁之前，虽然身体功能好像没有什么大的变化，但是有了"初老"的表现，细纹慢慢爬上眼梢。迈过34岁，很多人结婚生子，事业负担变得更重。而不单单是生子本身，养育孩子时的昼夜颠倒、工作压力也会加快衰老的步伐。

随着年龄的增长，身体的各种疼痛与不适也开始多起来。运动越来越少，伴随着肌肉的流失与体重的增加。激素波动是我们终要面对的一项大挑战，比如女性绝经期，瘦素和生长素释放肽的分泌明显下降。

衰老并非一蹴而就，而是一个逐渐发展的过程。随着体内衰老细胞越来越多，它们除了自身增殖受阻外，还会释放特殊因子，"感染"周边的正常细胞，扰乱邻近细胞的正常功能，被"感染"而老化的细胞不仅具有衰老的特征，还成为了介导衰老的途径。随着衰老细胞不断地累积，量变转化成质变，衰老变得不可逆转。

我们要如何做

2021年4月，《衰老》（Aging）发表了一项研究[2]，研究显示，只是对生活习惯进行一些调整，"身体年龄"就有所改变。

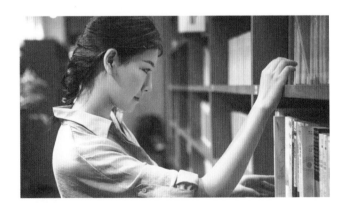

饮食方面

植物性饮食为主，有限的优质动物蛋白质（比如肝脏、鸡蛋），适当补充益生菌，限制碳水化合物（简称"碳水"）摄入和轻度间歇性禁食

运动

每天至少 30 分钟 + 每周至少 5 天的锻炼，强度为最大心率的 60%~80%

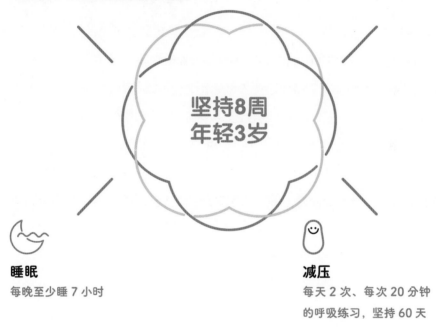

坚持8周
年轻3岁

睡眠

每晚至少睡 7 小时

减压

每天 2 次、每次 20 分钟的呼吸练习，坚持 60 天

　　坚持8周后，与对照组相比，治疗组的参与者在统计学上基于全基因组脱氧核糖核酸（DNA）甲基化进行分析的生物年龄平均年轻了3.23岁。

　　本书，将从衰老的根源入手，结合国际上最新的研究结果，和大家聊聊如何由内而外延缓衰老，让时间走得慢一些。理性护肤、科学抗老，让年龄只是数字！

目录

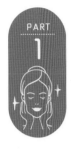

PART 1 衰老到底是什么？ 如何分步击破…10

1 化掉的千层蛋糕和"垮"掉的脸…11

2 胶原蛋白每年流失1%…13

　2.1 胶原蛋白、弹性蛋白——皮肤里的"弹簧"…14

　2.2 生产"弹簧"的"母机"——成纤维细胞…17

3 衰老四大终极杀手…19

　3.1 自由基——氧化的苹果…21

　3.2 糖化——变红的糖醋排骨…23

　3.3 羰基化——衰老终极Boss…27

　3.4 慢性炎症——堕落的天使…28

4 细菌也能抗衰老…32

　4.1 皮肤的隐形防御系统…33

　4.2 肠—脑—皮肤轴…34

　4.3 如何利用"好细菌"来护肤…37

5 美人在骨不在皮…41

　5.1 骨骼是如何影响衰老的…41

　5.2 我们能做什么…43

PART 2　抗衰老金字塔：内调篇…45

1　睡出来的美人…49

1.1　熬夜伤脸还伤身…49

1.2　睡不着≠失眠，晚睡≠熬夜…53

1.3　睡姿不对，颈椎不止老十岁…59

1.4　改善失眠的"三板斧"：阳光、运动和温度…62

2　抗衰老，护肤和美食不可辜负…74

2.1　一天吃几次？聊聊间歇性禁食…74

2.2　脂肪、碳水化合物和蛋白质…77

2.3　矿物质和维生素…93

2.4　如何制订属于自己的抗衰老饮食方案
　　——抗炎饮食＆地中海饮食…100

3　好身体不只是"养"出来的，更是练出来的…108

3.1　年轻人如何养生…108

3.2　如何练？3套运动方案…111

3.3　比起变瘦，运动其实让我们更健康…118

3.4　提高新陈代谢真的好吗，会不会老得更快…121

4 心态和减压…124

4.1 美人有一张没有被生活"欺负"过的脸…124

4.2 亲密关系有助于健康…130

4.3 享受孤独带给我们的每一个自我增值过程…132

4.4 女性经济独立，幸福指数才会高…136

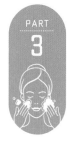

抗衰老金字塔：护肤篇…138

1 基础护肤三要素：清洁、保湿、防晒…140

1.1 清洁…140

1.2 保湿…143

1.3 防晒…146

1.4 防紫外线，也要防蓝光…151

进阶护肤：针对性护理如何做…154

1 抗衰老——容易被忽视的"皮肤维稳"环节…155

2 抗衰老成分大 PK…158

2.1 抗衰老的"金标准"——维生素 A 大家族…159

2.2 拿走众多诺贝尔奖的护肤品成分——多肽…164

2.3 什么样的护肤品才有效…166

3 为什么有些人不护肤，皮肤也很好…169

3.1 一次不要超过 3 种…169

3.2 脱离剂量说毒性都是"耍流氓"…170

3.3 不跟风可以少交很多"智商税"…171

3.4 报复性熬夜，补偿性护肤…171

4 不同年龄有不同的抗衰老重点…172

4.1 20 岁以后的护肤重点是什么…172

4.2 50 岁以后，雌激素是关键…173

4.3 "贵妇"护肤品是真有效还是心理安慰…176

5 家用美容仪到底有没有用…178

实战篇…180

抵抗衰老的 10 条建议…184

参考文献…189

PART 1

衰老到底是什么？
如何分步击破

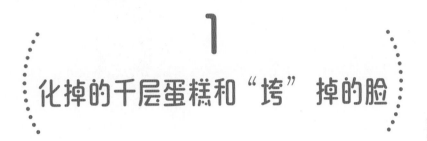

化掉的千层蛋糕和"垮"掉的脸

什么时候我们感觉到自己老了？
是发现脸上不再光洁明亮，还是沟壑变深？

不知道大家有没有注意到，有些年轻人脸上也会有斑，甚至有些婴儿也会有浅浅的泪沟和法令纹，但为什么我们不会觉得他们看上去"老"了？

因为"老"并不仅仅是皮肤表面的皱纹、斑点，更关键的是深层结构的变化。通过下图，大家可以看到，我们的面部皮肤像千层蛋糕，是一层

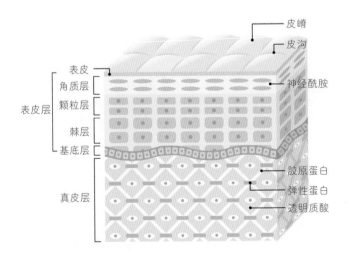

层的。皮肤下层有筋膜组织，年轻的时候，这些筋膜就像一个有张力的网兜，紧紧牵拉和固定着面部的肌肉和脂肪，这个时候面部饱满而紧致。

而随着年龄增长，地心引力的牵拉，筋膜这个"网兜"开始变松，胶原蛋白、脂肪垫等填充在皮下的软组织逐渐流失、移位、"下垂"，就像一块千层蛋糕渐渐化掉坍塌。不仅仅是最上面那层薄薄的皮肤垮了，而是每一层都发生了变化，最终导致大家看到的结果——**"脸垮了"**，我们的脸从一个收紧的倒三角变成了一个正三角。

这本书将带大家层层剖析出现这些问题的原因，从根源上逐个击破。

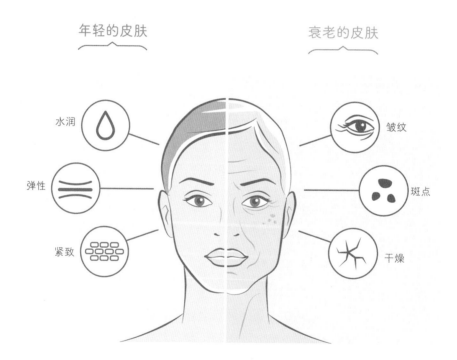

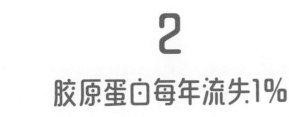

2

胶原蛋白每年流失1%

很多人都听过护肤品、保健品中添加的胶原蛋白。确实，胶原蛋白和衰老息息相关。

那到底什么是
胶原蛋白呢？

吃和涂有
用吗？

研究发现

人体胶原蛋白含量于 20 岁左右达到顶峰，之后就开始走下坡路，每年下降 1.0%~1.5%[3-4]，皮肤随之也开始出现松弛、皱纹等一系列表现。

另一项研究也显示了类似的结果

胶原蛋白的含量在 25~34 岁达到峰值，并在随后的 40 年里，下降大概 25%[5]。

2.1 胶原蛋白、弹性蛋白———皮肤里的"弹簧"

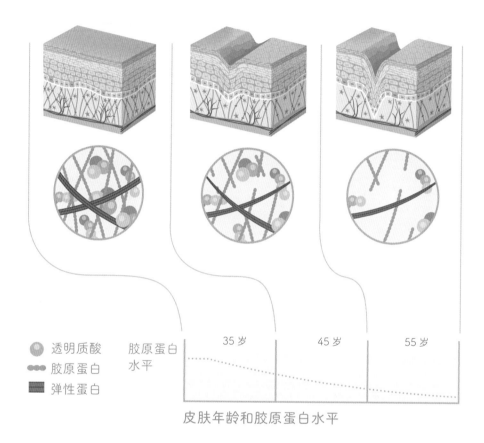

透明质酸
胶原蛋白
弹性蛋白

胶原蛋白
水平

35 岁　　　　45 岁　　　　55 岁

皮肤年龄和胶原蛋白水平

如果把整个面部皮肤比作千层蛋糕，最外3层分别是表皮层、真皮层和皮下组织。

真皮层是最主要的一层，负责皮肤的柔韧性和弹性。如果把真皮层比作弹性床垫，那其中的弹簧就是胶原蛋白和弹性蛋白，它们组成的胶原纤维和弹性纤维互相交叉，形成了一张充满弹性的网，撑起了我们的皮肤。

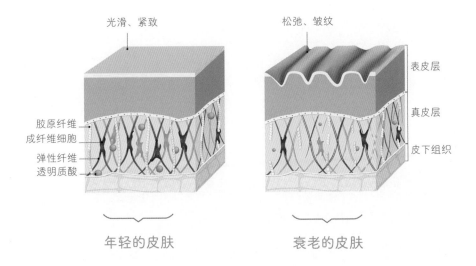

光滑、紧致　　　　　　松弛、皱纹

胶原纤维
成纤维细胞
弹性纤维
透明质酸

表皮层
真皮层
皮下组织

年轻的皮肤　　　　　　衰老的皮肤

胶原纤维 主要成分是胶原蛋白，是保持皮肤紧致度和弹性的关键决定因素。胶原纤维具有很强的韧性，能够让我们的皮肤兼具坚韧和柔软，并且可以很好地抵御外界的机械性损伤。

　　胶原蛋白是高度亲水性的物质，可以起到皮肤"储水库"的作用，为表皮层提供水分和营养，从而使皮肤更加饱满和紧致。

　　其实胶原蛋白并不是单一的某一种蛋白，而是一大家子，目前已知的有28种类型，除了皮肤，还分布在血管、关节的软骨、韧带、眼睛等，可以说遍布全身。而在皮肤中最常见的是I型和III型。**年轻的皮肤由 80% 的 I 型胶原蛋白和约 15% 的 III 型胶原蛋白组成**[6]。

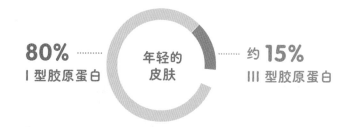

80%
Ⅰ型胶原蛋白

年轻的
皮肤

约**15%**
Ⅲ型胶原蛋白

胶原蛋白的三螺旋结构给它带来了独特的生物活性。我们体内20多种氨基酸以特定排序串成肽链，3条肽链交互缠绕形成像麻绳一样结实的结构，一根根的"麻绳"又彼此并排形成纤维相互交联的结构。它们为皮肤提供柔软而强韧的抵御力，同时又赋予了皮肤一个天然的支撑网络，帮助皮肤变得更加紧致嘭弹。

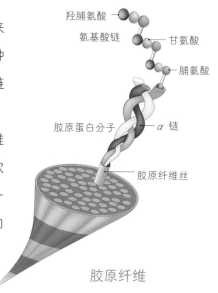

羟脯氨酸
氨基酸链
甘氨酸
脯氨酸
胶原蛋白分子 — α链
胶原纤维丝

胶原纤维

Ⅰ型胶原蛋白

Ⅰ型胶原蛋白具有最长的一维胶原螺旋链，结构极为稳定，即使在强力拉扯下也不会断。这种高弹性的结构可以让皮肤具有更强的抵御力、柔韧性和弹性。Ⅰ型胶原蛋白常形成较粗的纤维束，可以为皮肤提供更好的支撑力，对保持清晰的面部结构起到重要作用。

在年轻的皮肤中，胶原纤维束和弹性蛋白纤维结合得非常紧密。但是随着时间的推移，胶原纤维束被破坏，其与弹性蛋白纤维之间逐渐出现空隙，从而导致支撑网络减弱，皮肤失去了紧致度，逐渐出现松弛、下垂。

III 型胶原蛋白	它会形成细微的原纤维网，广泛分布于具有伸展性的组织中，如皮肤、血管等，对于保持皮肤弹性和修复损伤组织具有重要意义。

2.2 生产"弹簧"的"母机"——成纤维细胞

成纤维细胞	胶原蛋白的流失，关键在于皮肤生产胶原蛋白的"工厂"的产能下降。

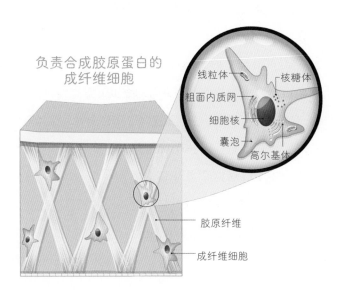

负责合成胶原蛋白的成纤维细胞

线粒体
核糖体
粗面内质网
细胞核
囊泡
高尔基体

胶原纤维

成纤维细胞

成纤维细胞为胶原蛋白提供了"一条龙服务"：既负责合成新鲜的胶原蛋白，又负责降解老化受损的胶原蛋白。成纤维细胞可以合成直接降解胶原蛋白的基质金属蛋白酶（MMP），大家可以把MMP想作一把锋利的剪刀，它会直接剪断胶原蛋白。随着年龄的增大，这个工厂的产能不断下降，生产出的合格产品越来越少，再加上紫外线、自由基等因素又激活了MMP这把剪刀，导致胶原蛋白被加速破坏！

胶原蛋白是一个"大块头"，直接涂抹是无法通过皮肤到达真皮层的，要想从源头延缓胶原蛋白的流失，还是得从成纤维细胞下手。所以，现在大部分护肤品都是通过激活成纤维细胞，让它们更好地干活，合成更多的胶原蛋白。

研究发现

成纤维细胞的激活可以使胶原蛋白、弹性蛋白的生成增加[7]，现在很多护肤品，比如视黄醇及其衍生物、多肽、多糖等，都是通过刺激胶原蛋白的生成来抗衰老的。

只有减少体内自由基的生成、身体的炎症，才能减少MMP剪刀被激活的次数，尽量避免胶原蛋白被破坏，从而最大程度上延缓胶原蛋白的流失，让变老的脚步走得更慢一些。

3

衰老四大终极杀手

皮肤为什么会老？

核心都是始于细胞层面的衰老。

研究发现

如果把老化细胞中的线粒体去除之后，这些细胞的衰老标记，比如炎性分子、氧自由基，都下降到了年轻细胞的水平，又重新恢复了活力[8]。

线粒体是什么

大多数人都在高中生物课本上见到过线粒体，生物老师称它为"细胞的能量工厂"。从理论上讲，线粒体曾经是独立生存的细菌，随着时间演替，进入了人的真核细胞中，然后和我们形成了互惠互利的关系：线粒体利用它的新细胞来获得更多的食物和建造更多的东西，而我们作为宿主细胞则利用线粒体来获得额外的能量。

如果把我们身体内的细胞比作一座城市，那线粒体就是这座城市的"发电厂"，能源对一座城市而言意味着什么想必不用多说了，而我们的身体需要大量的能量才能正常运作。

线粒体平时会燃烧葡萄糖作为燃料，1分子的葡萄糖可以产生36个腺嘌呤核苷三磷酸（ATP），这些ATP就是我们身体可以直接利用的能量，而大家耳熟能详的"自由基"就是线粒体"发电厂"燃烧过程中产生的"污染物"。

大家可能会觉得有点难懂，这样列出来就清楚多了。

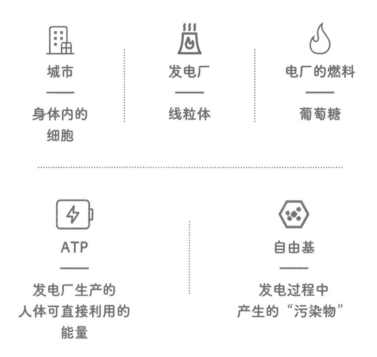

城市
——
身体内的
细胞

发电厂
——
线粒体

电厂的燃料
——
葡萄糖

ATP
——
发电厂生产的
人体可直接利用的
能量

自由基
——
发电过程中
产生的"污染物"

那为什么把老化细胞中的线粒体去除之后，细胞可以恢复活力？这就离不开皮肤的四大杀手：氧化、糖化、羰基化和慢性炎症。

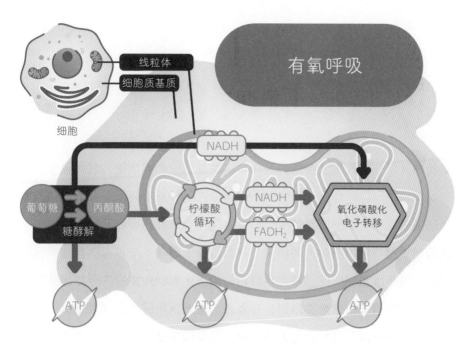

细胞内有一个"能量工厂"

3.1 自由基——氧化的苹果

🍎 ┄┄┄┄┄┄

关于氧化，生活中最常见的例子就是切开的新鲜苹果，过一会儿切面就变黄了。但氧化里的"氧"其实并不是指氧气，而是多种类型的自由基。

正常情况下，我们的线粒体内存在着一套有效清除自由基的抗氧化机制，可以把生成的活性氧自由基清除掉。

抗氧化酶
如超氧化物歧化酶（SOD）能够
将超氧阴离子催化为过氧化氢

小分子抗氧化剂
如维生素 C、维生素 E 等

但随着年龄的增大，这些线粒体"发电厂"工作的时间越来越长，慢慢地开始出现各种问题，有时候是产能下降——每分子的葡萄糖燃料产生不了那么多的ATP；有时候是"发电"过程中泄漏的"污染物"增多——自由基变得过剩，而体内的抗氧化剂也在逐渐短缺，清除自由基变得越来越力不从心。这些问题会对我们的身体健康引发蝴蝶效应，包括慢性炎症、脂肪和组织的氧化，从而加快身体衰老。

这个过程也会体现在我们的皮肤上。还记得前面提到皮肤的"弹簧"——胶原蛋白和弹性蛋白吗？活性氧刺激细胞的产物会直接降解这些"弹簧"，导致皮肤开始松弛，细纹开始出现。

另外，细胞被活性氧自由基过氧化之后，还会通过一系列反应产生脂褐素，其沉积在皮肤内，引起老年斑。就像刚刚削好的苹果被一点点氧化，逐渐变黄失去光泽，最后生出许多斑点。

3.2 糖化——变红的糖醋排骨

  ········

除了自由基，排名第二的
就是——"糖"。

我们都听过一个词——"糖衣炮弹"，而"糖化"就是皮肤衰老的一枚精准导弹。糖化过程在生活中随处可见，比如不少人爱吃的红烧肉、糖醋排骨，在没有用色素的情况下，只用白糖就让肉从白色变成焦红色，这个过程就是焦糖化反应，或者叫美拉德反应[9]。

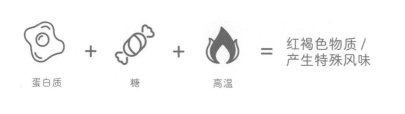

$$蛋白质 + 糖 + 高温 = 红褐色物质 / 产生特殊风味$$

我们吃下去的糖，也会在身体内产生类似的反应，形成红褐色的糖基化终产物（AGEs），有的AGEs还能进一步"羰基化"变成黄棕色，这个我们在后面和大家具体聊。从此，皮肤里的胶原蛋白变成"胶原蛋黄"，我们开始出现初老的表现：肤色暗沉、发黄，没有光泽。

不仅如此，AGEs还能够和成纤维细胞结合，使成纤维细胞不能好好干活，无法产生足够的胶原蛋白；使胶原蛋白形成分子间交联，破坏胶原蛋白和弹性蛋白，导致皮肤松弛、脸上的褶子越来越明显。

不过大家不用太担心，年轻皮肤的AGEs并不高，平时产生了以后，一般会由肾脏排出体外。但研究发现，随着年龄的增长，AGEs会在体内慢慢蓄积，自然情况下，皮肤中的AGEs每年增长3.7%左右[10]。还有研究指出，35岁可能是一个分水岭，35岁之后，AGEs在皮肤上蓄积的速度会越来越快。这也常常是我们觉得自己皮肤开始加速变老的一个时间节点。

大家很关心的一个问题："断糖"有用吗？有用！但也不完全有用！

怎么说呢？确实有研究显示，热量控制就能减少AGEs在体内的蓄积[11]。但迷恋"甜蜜"是人类的本能，从出生第一口母乳，到夏天一杯冰镇的"快乐肥宅水"，到秋天第一杯奶茶……吃糖的时候，随着大脑多巴胺系统的兴奋，我们也会感到轻松愉快，并且容易让人上瘾。想想你是第几次下决心明天开始再也不吃甜食了？但是不是每次经过奶茶、面包、甜品店的时候，即使不饿，也忍不住多看几眼，还想着再来一杯、再吃一口？

在日常生活中，隐形的糖也是应值得关注的。比如，做饭的时候虽然没有加入额外的糖，但是很多调料，如豆瓣酱、烧烤汁、千岛酱、辣椒酱、沙拉酱，都可能藏着不少糖；在超市里，不只是零食，很多标榜为"健康食品"的，比如酸奶、全麦面包，其实含糖量也并不低。是的，我们基本上做不到完全断糖，但只要我们擦亮眼睛，少吃一些含糖量高的食物，对抵抗衰老总归是有好处的。其实，除了糖本身，精炼的碳水化合物（米、面等）也会产生类似的效果。

2 个常犯的错误应该避免。

断糖也不能吃主食

碳水化合物其实是一个大类，"糖"是碳水化合物的一种，不只是甜食，很多蔬菜、主食都含有碳水化合物。

我们的身体无法分辨出是蔬果里面的糖，还是糖果里面的糖，这些糖都会被消化成葡萄糖，只不过消化的速度不一样。水果蔬菜里面的糖都是寡糖，消化的速度较慢；糖果里面的糖都是单糖，所以消化速度很快。

所以，食物中天然存在的糖并不是问题所在。水果、蔬菜、乳制品等天然食物中的糖与其他营养素配合，可以很好地维持人体健康；富含膳食纤维的碳水化合物是肠道菌群最好的食物来源。

不重视烹饪方式

烹饪方式的影响往往容易被忽视。高温油炸、烧烤等烹饪方式会导致食物产生更多的AGEs，所以烹饪方式也是一个不应被忽视的细节。

此外，研究也已经明确紫外线、吸烟都会加速AGEs的蓄积。除了皮肤的衰老，阿尔兹海默病、帕金森病、冠心病等疾病都与AGEs有一定的关系[12]。

?? ·······
有效的
抗糖化方法
是什么？

·······
其实很简单——少吃、多动、防晒、戒烟。如果很难做到这些，专门的抗糖化护肤品是不是智商税？

这些年"抗糖化"的风越来越大，其中出现了一些比较火的成分，比如肌肽、金合欢树皮提取物等，但是这些研究数据多为体外细胞试验所得，人体试验较少，样本量也不大。还有不少产品热衷于天然提取成分，比如姜黄素、儿茶素、白藜芦醇等。大家是不是觉得很耳熟，在抗氧化等其他宣传里也听到过？

?? ·······
有没有必
要用抗糖化
护肤品呢？

·······
其实在前面也提到了，年轻的皮肤基本上没有太多的 AGEs 蓄积，换句话说，30 岁以前，不用考虑使用这类护肤品。那过了 30 岁以后呢？

我们可能会更多地考虑视黄醇及其衍生物、多肽等这类对于抗衰老有更明确功效的成分。抗糖化的成分即使有效，也只是一个锦上添花的"助攻"。

当然，关于皮肤以及衰老的研究在不断地深入，每年也会有一些新的有效成分推出，我们期待未来在这个领域能够出现更多、更加有效的成分。

3.3 羰基化——衰老终极Boss

杀手榜排名第三的是——羰基化。

抗羰基化是这几年很火的一个概念。"氧化"大家可以直观地理解为新鲜苹果慢慢变黄，"糖化"是红烧排骨加糖就会慢慢变红，那"羰基化"是什么意思呢？

细心的读者可能会发现，从红烧肉或者糖醋鱼的颜色来看，AGEs其实是**偏红褐色**，而羰基化能够导致蛋白质变成**偏黄棕色**，这和我们皮肤暗沉发黄的关系更大。

不管我们多注意，只要我们还活着，还在呼吸，就不可能完全清除体内的自由基，那些"漏网之鱼"就会进一步产生**活性羰基化合物**，导致胶原蛋白、弹性蛋白等蛋白质羰基化。另外，糖化的中间产物也可以造成蛋白质的羰基化。

自由基造成的影响多为早期伤害，容易被身体辨认、吞噬、降解、丢弃或修复，**但是羰基化就像是氧化、糖化的一个终极Boss**，往往难于修复，很难逆转。

不知大家有没有觉得，即使做好防晒、美白等，皮肤也没有明显地发黄，但还是会有一种暗沉、缺乏光泽的感觉？

正如蚌中之珠与珠宝展柜中的成品。差别在于**打磨**。所有做成珠宝的珍珠都需要经过多重打磨工序，才会变得光泽动人。因为只有当一个物体的表面越光滑，光线趋向于镜面反射，才能够呈现光泽或者通透感。

而皮肤的羰基化反应会导致皮肤的角质层理化特性发生改变，比如保水能力降低、透明度下降以及皮肤弹性下降。这些会让皮肤不再光滑饱满，也就失去了年轻时健康的光泽感。

抗羰基化具体该怎么做？

护肤这件事，只有未雨绸缪才能以最小的代价，取得最大的效果。如果已经羰基化了，那我们能做的事情其实很少，性价比也很低。不管是使用抗氧化的护肤成分，还是少熬夜、多吃新鲜瓜果蔬菜，只要从源头上减少自由基和糖化，就减少了由它们导致的终极Boss。

3.4 慢性炎症——堕落的天使

皮肤杀手榜排名第四的是：炎症。
这个"炎"主要指的是慢性炎症。

从医学专业角度来说，炎症是具有血管系统的活体组织对损伤因子所发生的防御反应，分为感染性炎症和非感染性炎症。这句话可能不太容易理解，我们换一种说法：当你身体的某一部位发生了"红肿热痛"的现象，那么炎症可能已经悄悄来到了你的身边。

其实不用太担心，炎症是人体正常的一种生理反应，虽然会有些不适，但适当的炎症反应可以帮助身体消除异物，减轻损伤。

举个例子　　　细菌作为入侵者破坏正常组织，此时我们体内的防御系统被调动起来开始积极应战，"红肿热痛"就是免疫系统正在防御的一个标志。

当我们的皮肤受到紫外线、温度骤变、一些"猛药"成分等因素的刺激，就会拉响警报，出现发红、发烫等表现。

如果说身体的炎症是为了抵抗外界入侵者的天使，那慢性炎症就像是从天使堕落成了恶魔，这种炎症往往十分隐蔽，难以觉察。比如我们感到疲倦、水肿，反映到皮肤上，就是和慢性炎症有关的"红脸蛋"：痤疮、敏感、过敏、红血丝等。更关键的是，当身体长期处于慢性炎症反应中，会加速身体氧化衰老的进程。

炎性衰老是人体**衰老速度和寿命**的决定因素之一，除了导致皮肤老化外，还与2型糖尿病、胰岛素抵抗、动脉粥样硬化、骨质疏松、关节炎、牙周炎等多种慢性疾病密切相关。

很多容易被人们忽视的细节也会引起缓慢、细微的炎症。如因储存不妥而轻度受潮霉变的米面，其表面可能有污染霉菌的风险；已开封但没及时吃完的烹调油和坚果，其内部的脂质成分可能早已开始氧化腐败；反式脂肪酸含量过高的膨化食品和含盐量过高的腌制食品也会造成胃肠炎症，这些都是造成炎症反应的危险因素。

此外，高糖、高脂饮食也会导致慢性炎症的发生，这种饮食所引起的肥胖也是一种炎症状态。

可以看出，衰老的四大杀手平时配合十分密切：糖基化终末产物（AGEs）引起慢性炎症，而慢性炎症产生大量活性氧（ROS），后者又加剧慢性炎症，形成恶性循环，导致线粒体不断受到攻击，加速衰老。

所以说，衰老并非一蹴而就，而是一个逐渐发展的过程。

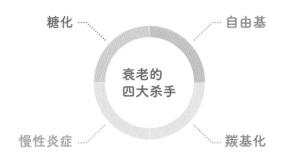

从线粒体的角度看衰老过程

随着年龄增长，不良的饮食和生活习惯、紫外线、压力、污染等刺激导致体内自由基生成增多、体内抗氧化系统以及自噬能力下降。皮肤细胞的DNA损伤，引起细胞周期阻滞，衰老细胞停止分裂，丧失了增殖能力，但又没能被及时地清除，衰老的进程开始启动。

当衰老的角质形成细胞不再参与复制和分裂后，出现表皮更新变缓、厚度变薄、经皮水分丢失增加、屏障功能受损等衰老表现；当衰老的成纤维细胞停止分裂后，出现真皮的成纤维细胞流失，胶原蛋白、弹性纤维等细胞外基质的含量大幅减少[13-14]。

衰老细胞还会释放特殊因子，"感染"周边的正常细胞，扰乱邻近细胞的正常功能。**衰老开始"传播"，老化的细胞不仅具有衰老的特征，还成为了介导衰老的途径。**

随着衰老细胞不断累积，最终，衰老变得不可逆转，**量变转化成质变。**听到这里，你是不是已经开始紧张：对手这么强大，我们打得过吗？

不用着急，从第二章开始，会给大家提供一套详细的"抗衰老金字塔"方案，帮助你收获由内而外的健康和年轻。

其实，抗衰老并不需要花太多钱或者时间，只要略微调整下饮食、运动、睡眠等生活习惯，就能遏制衰老的启动环节——氧化、糖化、羰基化、慢性炎症，减缓其发生。

前面我们从皮肤层面聊了衰老的原因，包括胶原蛋白、成纤维细胞以及更深层次的线粒体。其实皮肤的健康、衰老不仅仅在于皮肤本身，还和皮肤的微生态密切相关。

4

细菌也能抗衰老

不知大家有没有注意到，这几年不管是食品还是护肤品，"益生菌"这个概念越来越火。大家不再把细菌当作敌人，而是当作可以和我们互惠互利的朋友。

从出生开始，我们的皮肤表面就住着细菌、真菌、病毒，甚至还有一些寄生虫，比如螨虫。这些小生物和我们共同成长。

正常人体内寄居的微生物数量巨大。据估计，定植于一个健康成年人全身的正常微生物的总数大约为10^{14}个，而一个成年人的全身个体细胞数大约为10^{13}个，这些微生物里面数量最多的是细菌，它们占所有微生物的80%左右。

皮肤作为人体最大的器官，定居着复杂的微生物群落

有些微生物会陪伴我们很长时间，比如表皮葡萄球菌、痤疮丙酸杆菌等皮肤常驻菌；还有一些只是我们一生中短暂的过客，比如金黄色葡萄球菌、革兰阴性菌等皮肤暂驻菌。

就像指纹一样，每个人都拥有自己独一无二的复杂菌群结构，它们随着我们一起成长，形成了我们自己独特的生态结构——**皮肤微生物群**，成为皮肤系统的重要一环。

4.1 皮肤的隐形防御系统

细菌带给身体的不仅仅是"攻城掠地"。比如，很多长痘痘的人可能知道，丙酸杆菌是导致痘痘的一个关键性"罪魁祸首"，但丙酸杆菌同样对维持皮肤微生态平衡起到了重要作用。

> 丙酸杆菌可将皮脂中的甘油三酯分解成具有抗菌作用的短链游离脂肪酸，其有助于维持皮肤酸性环境，防止其他病原性微生物在皮肤上定居。

我们的皮肤上住着1000多种物种，约1000亿个微生物。不同的菌群就像不同的种族，有着自己的地盘，它们找寻适合自己的环境，然后定居。比如，痤疮丙酸杆菌喜欢"吃油"，皮脂腺丰富的地方就是它的主要地盘。我们的前额、鼻翼两侧和背部（油性部位）、腋下和腹股沟（湿润部位）以及前臂、手掌和臀部（干性部位）均有不同的微生物菌落定居。

不同细菌种族之间，有些结成盟友，互相共生；有些成为敌人，互相制约对抗。它们在健康皮肤表面维持着动态平衡，成为皮肤的生物屏障。可想而知，一旦这种平衡被打破，就会出现各种皮肤问题，比如皮肤敏感、长痤疮等。

对这些住在我们皮肤上的小生物而言，它们的世界是极易受到宿主，也就是我们皮肤温度、湿度、pH值、体内激素水平、免疫功能、生活方式等的影响。当这些条件发生变化，它们的生存环境也随之变化，微生物之间或者其与宿主之间的平衡被破坏，导致皮肤功能紊乱、致病微生物繁殖，进而引起皮肤问题。

> 随着青春期雄激素分泌增多，皮脂腺分泌旺盛，这个时候喜欢"油"的丙酸杆菌属和棒状杆菌属成为皮肤微生物群的主要组成成分，容易出现"爆痘"的现象。但随着年龄的增加，皮脂腺分泌功能逐渐减退、皮脂减少，丙酸杆菌属的定植渐渐减少，痤疮自然而然就好了。

皮肤微生物群除了作为皮肤的"生物屏障"，帮助皮肤维持健康状态，在皮肤受损时也会帮助我们修复。随着研究的深入，科学家们发现，皮肤细菌的有些代谢产物（比如表皮葡萄球菌）居然可以刺激胶原蛋白的新生，帮助我们抵抗衰老。

4.2 肠—脑—皮肤轴

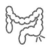 **提到我们身体的菌群，就绕不开肠道。皮肤不仅是人体第一道"防护墙"，也是肠道微生物健康状况的"晴雨表"。**

4.2.1 皮肤是肠道的"晴雨表"

肠道不好，皮肤就容易遭殃

有一项研究，科学家招募了 13000 多名 12~20 岁的汉族青少年，他们脂溢性皮炎、痤疮和酒渣鼻的患病率比同龄人高，研究人员发现他们有一个共同的特点，就是发生口臭、胃食管反流、便秘等胃肠道症状的概率偏高。还有一些研究发现，54% 的痤疮患者有肠道微生态发生明显改变的特点。

肠道作为消化和吸收的工厂，承担着机体能量调转中心的工作，被称为健康的"幕后大佬"，对我们的情绪、皮肤、内分泌、免疫等方面都会产生影响。

不仅如此，**肠道、大脑和皮肤之间形成了一个互相影响的"肠—脑—皮肤轴"**。

？？ ……

**当你觉得压力大，焦虑的时候，
是不是更容易长痘、过敏？**

当我们情绪紧张、压力大的时候，皮肤会变得敏感，一点风吹草动就出问题。当压力、紧张进一步发展到失眠时，皮肤的状态往往也是苍白的、暗淡的，有时还会伴随着脱发。

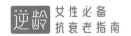

相反，当我们心情好的时候，常常是面色红润、容光焕发的。我们的情绪、心理可能通过免疫途径、中枢途径、外周神经调节等影响皮肤健康。

4.2.2 肠道——大脑背后的操纵者

肠道在这个过程中发挥了
什么作用？

目前，已知肠道可以生成超过30种神经递质。

血清素	被科学家们称为"幸福激素"的血清素，在体内90%以上都是由肠道内的内分泌细胞合成的，用于调节肠道运动，还可以调节情绪、食欲和睡眠。
多巴胺	近年来已经越来越被大家认知，关系着生命的基础动力的多巴胺，也有50%是通过肠道产生的。
其他	γ-氨基丁酸等这些已经被验证与我们的行为方式密切相关的激素，都和肠道有着密不可分的关系。

当各种原因导致体内的菌群失调，皮肤天然抵抗有害微生物的能力会丧失，屏障功能受到影响。不管是紫外线，还是自由基都更容易攻击我们的身体，导致皮肤变得脆弱而敏感，甚至出现特异性皮炎、湿疹等一系列问题。

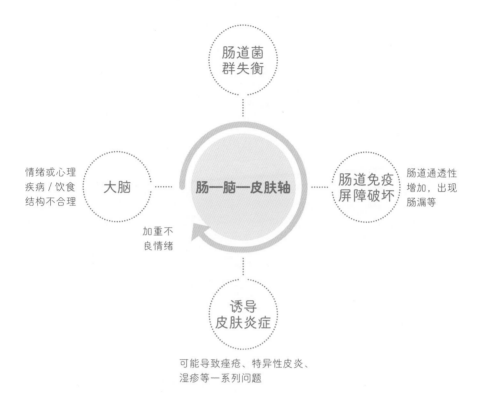

4.3 如何利用 "好细菌" 来护肤

随着年龄的增长以及饮食习惯、生活环境等的改变,肠道菌群的多样性下降,一些 "好细菌" 的比例也随之下降。肠道微生物失调往往伴随着肠道通透性的增加,造成肠道微生物及其代谢产物进入血液循环,从而引发全身性炎症。关于身体的慢性炎症如何导致衰老,在之前的章节已经详细阐述了。

那要如何留住那些对我们健康有益的 "好细菌" 呢? 下面有几点建议。

不熬夜

规律作息。细菌也是一种小生命，有自己的生物钟，经常熬夜或者饮食不规律、饥一顿饱一顿，长期可能导致菌群失调。

压力也是一样。压力大了，激素分泌、内环境都会有影响，身体内的细菌也会承受压力，比如长期压力大会导致肠道菌群失调，容易出现腹泻。

**养好
肠道**

多补充益生菌和它喜欢吃的食物。可以适当吃一些发酵的食物，比如酸奶、纳豆等。另外，还可以适当补充一些益生菌爱吃的食物——益生元，比如大家所熟悉的双歧因子，还有菊粉、低聚果糖等。

饮食要多样化。多吃新鲜的蔬菜、杂粮等富含膳食纤维的食物，既喂饱了肠道菌群，让它们能够安心地为我们身体打工，也能为身体提供多种维生素和微量元素。同时，也建议以清淡为主，尽可能地体会食物原汁原味的鲜美。

特别注意的一点，就是不仅要注重饮食，还要多和大自然接触，让我们身体的细菌更加多样化。

**不滥用
抗生素**

抗生素就像大炮，常常会无差别地误伤我们体内的"好细菌"，其对身体的长期影响或许比你想象的还要大。

和益生菌相关的护肤品

近年来，基于皮肤微生态研发的护肤品原料越来越多。根据来源和作用机制，主要分成三类：益生元、益生菌、后生元。

1 益生元

益生元的概念其实源自食品科学，可以简单地理解成"好细菌"的食物。主要是一些碳水化合物，比如低聚果糖、乳糖、木糖醇。在化妆品配方中，益生元指的是能够选择性地调控皮肤正常菌群生长的化合物，比如燕麦葡聚糖。

2 益生菌

指可以保护"好细菌"的菌种，比如酵母菌、双歧杆菌、表皮葡萄球菌、线状透明颤菌，它们都展示出护肤功效。与酸奶中添加的益生菌不一样，化妆品中的可不是活菌，而是益生菌的碎片或萃取物。

3 后生元

可以简单地理解成我们在体外培养这些益生菌的代谢产物，比如乳酸、乙酸、短链脂肪酸；或者是菌体细胞分解后释放的可溶性物质，益生菌的细胞裂解物中可能含有透明质酸、肽聚糖等具有生物活性的物质。

益生菌和后生元有着相近的皮肤菌群调控、免疫调控作用，同时避免了直接添加活菌而带来的不确定性和潜在风险，所以也是目前护肤品中应用得最广泛的。

大家平时在护肤品成分表上看到的各种菌发酵提取物、菌滤液、菌发酵溶胞产物往往都是后生元。不仅是单用，现在很多护肤品里会采用多种益生元和后生元等复配，从而达到协同增效。

我们的身体并不仅仅属于我们自己，还是和我们朝夕相处的微生物的世界。我们的身体就像一个交响乐团，当所有成员的节奏一致时，就是优美的乐曲；当一位成员出现失误，音乐就会变得刺耳，如果他不能及时调整状态，可能还会影响乐团的其他成员，导致演出的失败——这就是"牵一发而动全身"。

别把细菌当敌人

细菌和我们常常是互惠互利的关系，当我们处于健康的状态，"好细菌"就能拥有一个宜居的环境，也能够让我们更好地保持健康和年轻态。

前面几节都是围绕着皮肤，下面我们将深入下去，讲讲骨骼与衰老的关系。

5

美人在骨不在皮

我们的古人很早就说过一句话：
美人在骨不在皮。

骨骼、韧带、皮下脂肪、皮肤这些从深到浅的衰老是互相影响而非独立的。我们的面部除了脂肪等软组织带来的软性支撑，更关键的是骨骼带来的骨性支撑。面部骨骼随着年龄增长出现明显变化，就会影响附着在上面的软组织。

5.1 骨骼是如何影响衰老的

?? ....

用眼睛来举个例子，聊聊骨骼如何影响衰老。

眼眶是由上下眶缘及内外侧眶缘所围成的一个四边形。年轻时，眼眶近似于圆形或矩形，随着年龄的增大，眶上缘内1/3及眶下缘外1/3的骨被吸收，令原本接近圆形或矩形的眼眶逐渐演变为菱形。

随着眶上缘的骨吸收，眼窝会明显加深，
眼睛会慢慢地凹进去。

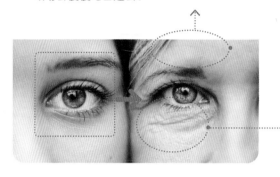

眶下缘的骨吸收主
要在眶外侧 1/3，
这时会出现眼尾的
缓慢下移。同时，
眼袋、泪沟也会变
得越来越明显。

随着眶骨的变化，由于骨支撑减弱使外侧上睑受下睑牵拉，加重**眼睑外侧下垂**的表现。眶上缘内侧的骨吸收导致其上移，眉头也随之上移，令眉线变得平坦，**外侧眉毛下垂**。这个时候即使面部打了肉毒素等而没有一丝细纹，但也会有种"老年人"的感觉。

?? ……
我们常常会觉得女性没有男性那么"耐老"？
其实是有科学依据的。

女性面部骨骼发生显著变化的年龄要比男性早10年左右，在35岁左右就开始出现较明显变化，而男性则在40~50岁才出现。这样来看，**女性比男性更早、更容易出现衰老迹象**。比如，女性眼眶边缘及法令纹部位的骨吸收比男性要快，导致眼部的老态比男性出现得早。

5.2 我们能做什么

针对这些问题，现在有越来越多的外界手段来延缓衰老，但就像我们一直说的，抗衰老其实是一件由内而外的事情，如果我们一开始就注意生活上的细节，就可以有效延缓骨性衰老的发生速度。

均衡饮食

蛋白质有利于骨基质的形成，钙的补充能促进钙的平衡，而维生素 D 能促进人体对钙的吸收。

所以，建议适当地多摄入高蛋白质、高钙、富含维生素 D 的食物。

奶及奶制品、绿叶蔬菜、大豆及坚果，这 3 类食物是钙的主要食物来源，每天可以这样吃来补钙。

奶及奶制品（约 300 毫升）：比如牛奶、酸奶等。

绿叶蔬菜（约 300 克）：比如荠菜、芥菜、苋菜、芝麻菜、芥蓝等。

大豆及坚果（25~35 克）：豆类及其制品包括豆腐、黑豆、豆腐干、豆腐丝等。

平时也可以吃一些富含维生素 D 的食物，比如动物肝脏、蛋黄、海鱼、蘑菇等。

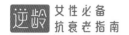

适度运动　　运动有助于增加我们的骨密度，减少跌倒的风险。适当的负重训练，不仅会让肌肉更有力量，也会让骨骼更强壮。但如果已经出现了骨质疏松，运动前就需要进行评估，循序渐进，不然容易引起骨折。

晒太阳　　阳光可以帮助身体合成维生素 D，不过紫外线容易让皮肤晒伤或者加速皮肤老化。所以，晒太阳不要选择紫外线特别强的时候，也要做好脸和脖子的防晒。

另外，烟酒、浓茶、咖啡等可能导致钙的流失，尽量避免！

PART

2

抗衰老金字塔

内调篇

如果把抗衰老比作一场持久的战争，要想做到有效抗衰老，需要有正确的战略指导和顺手的武器，二者缺一不可。

首先，我们来谈谈护肤的"战略"。护肤的方法其实很多，这些年关于皮肤的研究一直在深入，下面给大家介绍下"护肤金字塔"。

"护肤金字塔"这套理论其实最初来自2014年在《皮肤病药物杂志》上发表的一篇论文[15]，时隔7年后，这座金字塔进行了升级[16]。

2014版的"护肤金字塔"一共是三层。

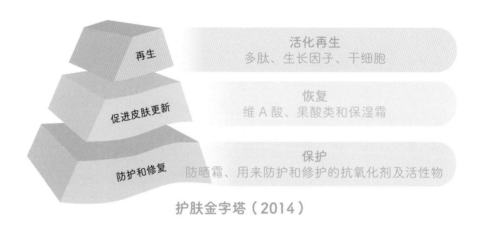

护肤金字塔（2014）

"护肤金字塔"的基础是皮肤的防护和修复，比如防晒、抗氧化、抗炎，可以理解成是皮肤维稳的基础。皮肤屏障如果受损，就相当于一个房间没有了外墙和窗户，皮肤面对伤害的防御力将大幅下降，不管是外部的紫外线、空气污染，还是内部的压力、失眠，都会加速皮肤长斑、长皱纹。如果这时候不先修复，而是给皮肤"美白""抗衰"各种功效性的成分，甚至"下猛药"，那么皮肤只会在炎症和敏感中恶性循环。

第一层

.

.

第二层

有了基础，第二层通过使用维A酸、果酸类以及含有保湿成分的护肤品以促进皮肤的代谢、更新，使皮肤更加通透、有光泽。

第三层

塔尖是活化再生，也可以理解为抗衰老，属于最高阶的需求，涉及的一些活性成分包括多肽、生长因子、干细胞等。

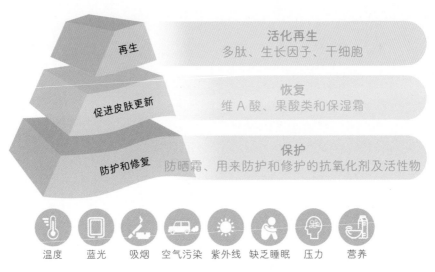

新版护肤金字塔（2021）

?? ·······

新版"护肤金字塔"有什么变化？

········

从图中可以很直观地看到，新版金字塔增加了环境和生活方式的影响因素。

我们都知道，只有在苹果新鲜的时候放进冰箱，它才会持续地保持新鲜，当它氧化了、果肉干瘪了，也就失去了保鲜的意义。所以，新版"护肤金字塔"在全方位预防方面可是下足了功夫，涉及温度、蓝光、吸烟、空气污染、紫外线、缺乏睡眠、压力、营养这8大因素。

后文将详细解读这些因素是如何影响我们的皮肤，我们又该如何对付这些"敌人"。

护肤其实不是一件要花很多钱、很多时间的事情。花一点时间了解护肤的底层逻辑，找到适合自己的方法，保持身体的健康，就能拥有健康的皮肤。

1

睡出来的美人.

如果对健康和抗衰老只能提一个建议，那会是什么？

·······

我的回答是：好好睡觉！睡个好觉，就是最好的护肤和养生手段。

1.1 熬夜伤脸还伤身

你有没有过这种感受？从高质量的睡眠中醒来，感觉自己气色红润、皮肤细腻光泽；而如果熬夜或是倒夜班，早上一照镜子，发现自己皮肤苍白、毛孔粗大、泛油光，透着一股疲惫和暗沉。熬夜这件事，就算我们的灵魂熬得起，我们的这副"皮囊"也伤不起。

?? ·······

为什么睡不好，会影响皮肤的状态？

夜间是皮肤的修复时间 ····· 美国克里夫兰大学医院的研究人员曾经对 60 名年龄在 30~49 岁的女性进行了调查研究，这其中有一半的女性晚上睡眠质量不好。研究人员对她们的皮肤状况进行评估，结果显示，睡眠质量不好的人较易出现细纹、肤色不均、皮肤没弹性等问题。

一旦皮肤受紫外线伤害或出现伤口，修复过程也会比睡眠质量好的人慢。比如，同样是晒伤，睡眠不足的人，晒伤72小时后皮肤可能还会出现泛红等炎症表现；而睡眠充足的人，皮肤复原情况则较好。

皮肤是肠道微生物健康状况的"晴雨表" ····· 当我们没睡好，肠道里的那些"好细菌"也会被动睡不好，引起肠道菌群失衡，从而诱发皮肤炎症，出现痤疮、黄褐斑等。

肠道菌群失衡还会影响身体激素水平，从而影响皮脂腺的分泌。所以，熬夜后容易油光满面，出现"爆痘"。这个时候，用护肤品治标不治本，一旦不注意又会复发，所以皮肤的很多问题都需要从改善生活习惯开始。

最暴露年龄的两个标志 ····· "熊猫眼"和"地中海"，这都和睡眠不好有关。

1.1.1 "熊猫眼"

> 偶尔一次熬夜，有的人就会发现自己
> 变成了"熊猫眼"。

这是因为，眼眶周围的皮肤是身体最薄的部位之一。当一个人的健康状态发生改变，最容易从眼部表现出来。

睡眠不足使面部皮肤下方的深色组织和血管显露出来，还会使眼部变得浮肿。当然，每个人的面部韧带结构、骨结构，包括眼轮匝肌和脉管系统的突出以及皮肤组织的厚度不同，所以产生黑眼圈的程度也不同。长期睡眠不足导致的黑眼圈很难改善，这或许与眼肌在睡眠中眼球快速转动得到锻炼有关。因此，要让眼睛显得年轻，每天要保证充足的睡眠。

当然，熬夜对眼睛的影响远不止是"熊猫眼"。已经有研究表明，视疲劳会直接导致大脑疲劳，使身体整体功能下降，从而引起食欲不振、头晕头疼、注意力不集中、睡眠质量差等一系列问题。想想你有没有碰到过这种情况：本来又累又困，结果看完手机，却在床上翻来覆去睡不着？

经常性睡前躺在床上玩手机，会破坏床和睡眠之间的条件反射，让床和玩手机之间建立更牢固的联结，不在床上玩一会儿手机反倒觉得睡觉少了什么。

如果关了灯，躺在床上玩手机，手机屏幕会更加刺眼。看手机的时候，眼睛需要不停地捕捉这些信号。近距离、长时间盯着屏幕，会影响眼睛表面角膜上皮的完整性以及泪膜的稳定性，容易使我们的眼睛失去光泽。

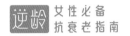
1.1.2 "地中海"

港风美人为什么总让人觉得活力四射，是因为她们浓密的秀发常常代表着青春和活力。

脱发逐渐成为"熬夜党"的标配之一 : 国家卫生健康委员会 2019 年发布的脱发人群调查数据显示：平均每 6 人中就有 1 人脱发，脱发人群已超 2.5 亿人。其中，20 ～ 40 岁的脱发人群占比较高，并且伴有年轻化的趋势。

雄激素性脱发是目前最常见的脱发类型，而**精神压力是年轻人脱发的第一大诱因**。

2021年，《自然》（*Nature*）发表了一篇关于慢性压力是如何导致脱发的最新进展。研究中的小鼠在持续的压力源下，以皮质醇为代表的压力激素升高，毛囊的休止期延长，从而导致毛发无法生长；而降低皮质醇水平，小鼠的毛囊干细胞则会被激活，开始生长新的毛发。

压力大、焦虑、失眠、睡眠-觉醒周期混乱，会导致情绪问题和内分泌紊乱，从而影响毛发的健康生长，熬夜的"债"最终用头发来还。

1.2 睡不着 ≠ 失眠，晚睡 ≠ 熬夜

?? ……

许多人都有这些疑问："到底要睡多久？"
"睡不够8小时就是没睡好吗？""一定要晚
上10点睡觉才'养生'吗？"

首先，我们来看看失眠的定义，失眠并不只是睡不着，而是包括下面
一项或者几项。

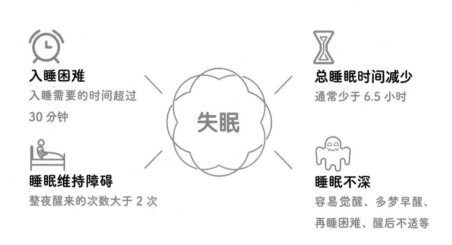

入睡困难
入睡需要的时间超过
30 分钟

睡眠维持障碍
整夜醒来的次数大于 2 次

失眠

总睡眠时间减少
通常少于 6.5 小时

睡眠不深
容易觉醒、多梦早醒、
再睡困难、醒后不适等

所以，如果你的睡眠时间很短，但是睡眠质量不错，而且并不影响白
天的工作、生活状态，就不需要太担心。确实会有一些人（如短睡眠者）
需要的睡眠时间就是比普通人短。

要把睡眠这件事说清楚，需要了解关于睡眠的底层逻辑。在我们的身
体里有两套系统决定了我们的睡眠。

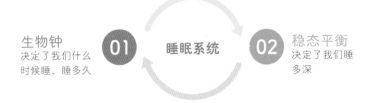

生物钟
决定了我们什么
时候睡、睡多久

01 睡眠系统 **02**

稳态平衡
决定了我们睡
多深

1.2.1 生物钟——决定了我们什么时候睡、睡多久.

生物钟 很多人可能听过这个词，2017 年获得诺贝尔生理学或医学奖的研究内容就是关于生物钟的，也叫"昼夜节律"。研究者证明了我们在基因上就刻着"日出而作，日落而息"的生活习惯。

　　每个人都有属于自己的"睡眠时间表"，在不被外界因素影响的前提下，它能使我们在同一时间感到困倦，同一时间从睡梦中醒来，而正是生物钟控制着我们体内的"睡眠时间表"。所以如果你每天都会失眠、熬夜，那你的"睡眠时间表"就会偏离正常轨道，导致生物钟紊乱。

为什么
我们体内会
有生物钟

　　很久以前，当我们的祖先没有蜡烛、电灯等照明工具时，大多是日出而作，日落而息。如今，尽管现代科技日新月异，有一件事并没有改变：每天太阳升起又落下。不得不承认，动物甚至植物的许多生理功能都与这周而复始的自然现象息息相关。

而将自然界的日升月落和人体内的激素、酶、神经递质等联系起来的，即为我们所说的"生物钟"。

生命活动以24小时为周期，它控制着我们的清醒和睡眠周期，调节体内激素和神经递质，从而影响我们的情绪、活力、体脂、代谢、细胞调节和能量水平等。因此，如果把身体比作一个高速运转的、复杂而精密的仪器，那么生物钟不仅仅是清醒和睡眠的控制器，也是决定我们是否健康、是否容易患病、是胖是瘦以及是容易疲惫还是活力四射的关键一环。

生物钟是如何运转的

当清晨的第一缕阳光闯入眼眸，存在于你眼中的监测员（黑视蛋白）醒了，它会不断在电话里汇报，信息沿着身体中的电话线（神经）传入大脑中掌管生物钟的区域（视交叉上核），一旦这片区域接收到了足够的信息，它就会以指挥官的身份，告诉整个大脑："现在已经是白天了！大家打起精神，动起来！"于是脑内的白班工人（激素、神经递质等）开始各司其职，进一步唤醒整个身体，转为白天的工作状态。

而当夕阳西下，进入眼中的光线越来越少，监测员就会持续传递信息"天黑了"。指挥官收集到了足够的消息，大手一挥："太阳下山了，我们要休息了！"于是夜班工人替换白班工人上场，使身体处于休息状态。如此周而复始。

每个人的生物钟是不一样的，有的人可能是早上起来元气满满、工作效率拉满的"百灵鸟"；有的人可能是喜欢睡到中午，在下午和晚上才有状态的"猫头鹰"。对于生物钟是"百灵鸟"的人来说，早睡早起是非常自然的事，不需要意志力去克服困难；而这些对于属于"猫头鹰"生物钟的人而言就是一件很困难的事情。

我们的生物钟不是固定不变的。外部因素，比如光线，就是影响生物钟的一个重要因素。现在很多人打着"我是猫头鹰"的旗号熬夜，其实大部分人并不是绝对的"猫头鹰"或者"百灵鸟"，而是处于二者之间的生物钟群体。当大家晚上对着屏幕的时间过长，就会不知不觉把自己的作息不断地推后，甚至失眠。

?? ·······

为什么光线能够影响生物钟？

·······

这离不开生物钟的一个重要调节分子——褪黑素。刚出生的婴儿常常昼夜不分，就是因为褪黑素还没有开始分泌。褪黑素在青少年时期分泌达到高峰，然后开始慢慢下降，这可能是年龄越大，需要的睡眠时间越短、醒得越早的原因。

褪黑素的分泌主要受光线的影响，包括阳光和人造光源。对于经常失眠的人而言，**阳光就是最好的"天然安眠药"**。在白天多接触阳光，让褪黑素分泌少一些，保持清醒；在晚上光线消失后，褪黑素分泌增加，就能睡个好觉。

反之，如果白天没有通过光线、活动等来累积足够多的困意，晚上又过于兴奋，没有给大脑足够"我要睡觉了"的信号，就可能出现失眠。

1.2.2 稳态平衡——醒的时间越长，就会觉得越困

困意是一点点累积起来的

醒的时间越长，就会觉得越困。如果前面提到的生物钟决定了我们什么时候睡、睡多久，那么睡多深就是由另一套系统——稳态平衡决定的。

当我们清醒的时候，大脑中的一些化学物质（主要是腺苷）会随着时间推移越积越多，我们就会觉得越来越困，这就是**睡眠压力**。醒的时间越长，感受到的睡眠压力就会越大，就会越来越忍不住睡着，就像有些人太长时间没睡，坐着甚至站着都能睡着。

当我们进入梦乡后，大脑就会开始清理白天累积的腺苷，第二天重新开始新的一天。但是如果你前一天没有睡够，大脑中的腺苷没清理完，第二天你会觉得昏昏欲睡，很难打起精神。研究显示，人体循环利用腺苷的周期一般是16个小时，也就是说我们清醒16个小时以后，大脑就需要大约7个小时的睡眠。如果长期睡眠不足，就会像信用卡的欠款，因为一直没还而越积越多，从而引起慢性疲劳甚至一系列身体健康问题。

一些上班族靠着咖啡"续命"，白天又没有时间运动，只有晚上躺在床上时的辗转反侧成了一天中唯一的运动量。这个时候的睡不着，咖啡和茶里的咖啡因贡献不小。

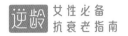
**咖啡因是
腺苷拮抗剂**

咖啡因能够阻断腺苷与腺苷受体的结合，使腺苷受体感受不到腺苷浓度的增加，就像考试的时候，考官用手机屏蔽器屏蔽考生的手机信号，使其暂时和外界失联。

咖啡因阻断腺苷向我们大脑传递"困了"的信号，于是我们就像"打了鸡血"，感觉不到困意。但感受不到不代表腺苷没有在我们体内不停地继续累积，就像考试的时候，虽然手机暂时接收不到外面的信号了，但未接来电、短信、微信还是会不断地传到手机上。因此，当咖啡因被身体代谢完，我们常常会出现报复性疲惫——觉得更累！

习惯了靠咖啡因提神，常常会越喝越浓。大剂量或长期摄入咖啡因可能对身体产生一系列影响，比如失眠、心率加快、胃部不适、烦躁不安、恶心、焦虑等。

**道理都懂，
却依然戒
不掉**

全球最广泛使用的3大成瘾物质中香烟排第三，酒精排第二，榜首是咖啡因。据统计，目前世界上大约有80%的人口每天都在饮用含咖啡因的产品，其中最普遍的是咖啡、软饮料（比如可可、可乐）和茶。

不可忽视的一点是，对女性来说，长期喝茶或者咖啡容易造成贫血、骨质疏松、脱发等。因为无论是咖啡还是茶，都会抑制铁的吸收，比如茶中的鞣酸会与铁结合并随粪便排出，导致体内铁吸收不足而发生贫血。而女性只有气血足，面色才会红润。

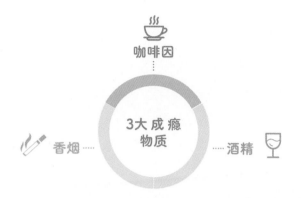

道理很多人都懂，但戒掉确实很难。如果实在戒不掉，喝茶和咖啡也不影响你的睡眠和健康，那偶尔给生活留一点小奖励也并非那么不可接受。比如，可以早上喝一杯咖啡，让咖啡因叫醒想赖床的我们；或者给自己15分钟的下午茶时间，更好地体会咖啡因带给我们的"小确幸"。

1.3 睡姿不对，颈椎不止老十岁

为什么越睡颈椎越累？

很多人都有一个共同的感受——一觉睡醒，颈椎酸痛。其实这并不是因为休息时间不够，也不是因为卧具不够舒服，而是因为睡姿不对。

睡姿与个人睡眠习惯相关，很多人的睡姿从小睡到大，从大睡到老。有些人还有个习惯：睡前玩手机，直到困意浓浓才罢休，就算躺下，梗着脖子也要玩半小时以上。

一些年轻人因为颈椎酸痛难以缓解，前往医院就诊，发现颈椎年龄比自己的实际年龄大！二三十岁的年龄有着五六十岁的颈椎，这并不少见！

颈椎病是困扰很多年轻人的慢性病，说不上严重到影响生命安全，但是会一直影响个人生活质量。颈椎病的主要症状包括颈背疼痛、上肢无力、手指发麻，一些人还会出现头晕、恶心、呕吐、视物模糊和吞咽困难。

慢性劳损是颈椎病的一个重要诱因，主要与长时间伏案工作、不运动、睡姿不对有关。

?? .... 怎样睡觉才不会累颈椎？

.... 关键在于脊椎不累！

一栋房子需要顶梁柱，我们的身体里也有一根顶梁柱——脊椎。但是，和房子的顶梁柱不同，身体的顶梁柱不仅承受身体的重量，还需要适应我们在各种活动下的动态变化。

我们的脊椎从侧面看是一个S形，为了适应身体的活动，出现了颈椎、胸椎、腰椎、骶椎这4个弯曲，其中胸椎、骶椎的活动度比较小，主要负责稳定，而颈椎和腰椎主要负责活动。

这4个弯曲形成了一个联动的整体。当腰椎出问题时，往往颈椎也会出问题。所以，弯腰驼背、腰酸背痛、脖子酸这些问题往往并不是孤立出现的。除了越睡越累，肌肉酸痛、腰椎劳损都可能和睡姿有关。

在一些高档酒店会遇到一个有趣的现象——单人床上有2个枕头，双人床上有4个枕头。这些多出来的枕头可不是摆设，而是帮助健康睡眠的。

无论是儿童、青年人还是老年人，都会有睡觉时双腿不自觉地夹被子的习惯。

?? ······ 为什么睡觉时会夹被子？

······ 侧卧睡觉时，双腿间留有空隙，股骨头、膝关节等会产生关节劳损，睡醒后容易出现腰部和胯部肌肉酸痛，有些人还会感觉股骨头牵扯疼痛。而双腿间夹枕头或被子，会减轻这种关节损耗，让睡姿更健康，肌肉和关节也都能得到有效放松。

所以，在睡觉时可以将一个枕头放在头部，另一个枕头夹在双腿间，维持脊椎和股骨的正位，避免关节和韧带拉伸。

枕头过高或者过低都会引起颈部的不适。枕头过高，仰卧的话会压迫气道和迫使颈部前倾，使颈部肌肉酸痛；枕头过低或者不枕枕头，仰卧的话会让颈部向后低垂，颈骨过度弯曲，也会引起肌肉酸痛。

所以，合适的枕头高度是将枕头下移至肩上部，保持颈部自然弯曲，从而最大程度减轻颈部肌肉和骨骼的负重，让颈部得到休息。

同样的道理适用于腰部自然弯曲的维持，睡觉的时候可以在腰部垫一个柔软平坦的枕头，维持腰椎自然体位，缓解腰部肌肉酸痛。

**一般不建议
趴着睡**

俯卧的时候，鼻腔空气流通不通畅，身体的重量会对胸腔和腹腔造成压迫，不仅会影响人的自然呼吸，也会对胃肠等消化器官产生影响。

此外，俯卧更容易将枕套上的灰尘和尘螨等吸入，面部也会因长时间受到压迫而产生面部皮褶和皱纹。因此，除了因特殊原因只能采用俯卧姿势的人，建议大家采用侧卧或者仰卧的睡姿。

如果大家觉得睡姿一下子调整不过来，也不用着急，可以先试着将枕头调整成适合自己的，睡觉时尽可能避免脖子和腰部的悬空，减少颈椎和腰椎的压力，这能让睡眠变得更加轻松。而且，不知大家有没有发现，有时虽然我们是趴着入睡的，但是早上醒来可能是仰卧或者侧卧。所以，选择能让自己快速入睡、睡得舒坦的姿势吧！很多时候我们聪明的身体会自己进行调整。

1.4 改善失眠的"三板斧"：阳光、运动和温度

??·······

睡眠如此重要，失眠了
怎么办？

1.4.1 让阳光叫醒你

阳光是最好的"天然安眠药"。白天多晒晒太阳，可以调节体内的褪黑素水平，让褪黑素在白天分泌少点以保持清醒，在晚上分泌多点，睡个好觉。

光线（最好是阳光）是唤醒大脑，设定昼夜节律的重要信号

为了保持昼夜节律，起床后 30 分钟内最好处于明亮的光线下。研究表明，明亮的晨光有助于治疗抑郁症，提高人们的反应速度，让人们保持较好的状态。

建议失眠的人早上做做户外运动，有一举多得的效果。

容易坚持

上班族白天忙忙碌碌，制订的健身计划往往因为各种原因取消，而清晨这段时间是属于自己的，在一天的开始把最重要的事做完。研究显示，晨练比其他时间更容易坚持。

精神饱满

大汗淋漓后，冲个澡，可以让一整天都精神饱满，有助于提高工作效率。

1.4.2 早上还是晚上运动

很多人会担心早上空腹运动会受不了。但其实在几万年之前，我们都是在饥饿的状态下通过"运动"来获取食物的。从那时到现在，我们的基因虽然没有什么大的改变，饮食习惯却发生了翻天覆地的变化。我们有了农业可以种植粮食，有了畜牧业可以圈养肉禽，甚至有了冰箱和外卖……足不出户也可以想吃什么就吃什么，我们忘记了几乎所有动物都必须通过运动来获得食物。

与大部分人的认知不同，**空腹运动比吃饱了运动更有效**[1]。

当我们吃得很饱的时候运动，是很不舒服的，甚至有时候能感受到胃里的食物在左右摇晃。

吃饱了之后，我们的胃肠道等消化器官会获得更多的血液供给，而流向大脑、肌肉的血液会变少，人就容易感到疲惫，也更容易放弃锻炼。

不吃东西哪里来的能量呢？

运动时，主要动用的能量是**肌糖原**，它在我们进食前就存在于肌肉、肝脏中。高强度运动时，肌肉会分解肌糖原直接供能。很多时候，其实我们不是真正的饥饿而是觉得"我们应该饿了"。

我们并非专业运动员，不会早上空腹跑个马拉松，只要进行20~30分钟的简单运动就可以，比如我早上一般会做瑜伽，通过呼吸、拉伸动作，让身体微微出汗却并不感到吃力，完成以后会觉得一整天的精神都很好。我坚持晨练很多年，开始也不太习惯，但是从比较轻量的运动开始，循序渐进，慢慢也就适应了。身体会根据我们的运动习惯进行调节。

如果你担心锻炼的时候会出现头晕、乏力、心慌等低血糖症状，也不用勉强自己完全空腹，可以在运动前吃个鸡蛋或者吃点坚果。坚果和鸡蛋的主要成分是脂肪和蛋白质，碳水化合物相对较少，不易引起胰岛素大量分泌。

---

1 也有研究表明，禁食与餐后有氧运动在减少体重和脂肪量上未发现显著差异[17]。

——编者注

早上没时间运动，那晚上运动会不会影响睡眠呢？

刊登在《运动医学》（*Sports Medicine*）上的一项研究显示：晚上适度运动，比如跑步、骑车，不会影响睡眠，反而对睡眠有帮助，但要避免在睡前1小时进行剧烈运动[18]。

怎么判断自己适合在什么时间段运动呢？

听从身体的选择

最简单的判断方法是：当你运动完，感受身体的反应。如果早上运动 1 小时后，上班或学习感到神清气爽，说明早上运动适合你。

但如果早上运动完，你感到好像用尽"洪荒之力"，没有动力做接下来的事情，那这种运动方式可能无法调动你的情绪，需要再磨合或者调整。比如我周围就有同事喜欢夜跑，坚持好多年了，但也有说晚上运动容易睡不着的。

不管是哪种方式的运动，只有坚持，才有效果。如果你缺乏运动，不要将时间当作偷懒的借口，不论早晚，先动起来，然后找到适合自己的时间。一旦坚持下来，你就会发现运动是一件很容易的事情，身体也会在那个时间点形成条件反射，快速进入充满活力的运动状态，从而实现"运动自由"。

如果你喜欢晚上运动，这里有些注意事项可能用得到。

睡前 1 小时内尽量不做剧烈运动

剧烈运动会刺激多巴胺的分泌，使人处于兴奋状态，导致难以快速入睡，特别是容易失眠的人。如果你是那种不管晚上怎么运动，倒头就能睡着的人，就不用太担心这个问题。

饭后不要立刻运动

吃完饭立刻运动，不利于我们的呼吸和消化。饭后 1 小时内，可以先散步，然后再慢慢增加运动量。

保证睡眠时间

建议每天睡眠时间保持在 7 小时以上，养精蓄锐才能精力充沛。当运动状态好的时候，训练效果也会提升。

1.4.3 睡眠与核心体温

容易被忽视的温度对睡眠的影响

不知道大家有没有这样的感觉，睡觉前洗个热水澡或者房间的温度低一点，能够更快入睡。

睡觉的时候，随着光线变暗，核心体温慢慢降低，褪黑素分泌增加，睡意会越来越浓。睡着后，核心体温会进一步下降，然后随着核心体温的上升，我们逐渐清醒。**这种温度的变化是身体内在的一种节律，和你有没有睡着并没有太大关系。**

相对凉爽的卧室、睡前3～4小时不要吃东西、睡前冲个热水澡、泡脚等，都可以帮助身体降低核心体温，从而提高睡眠质量。

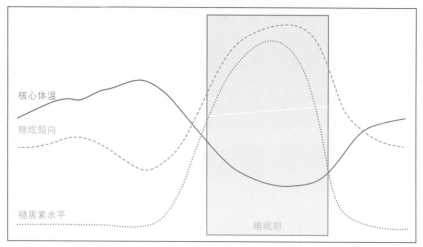

核心体温

睡眠倾向

褪黑素水平

睡眠期

12 13 14 15 16 17 18 19 20 21 22 23 24 1 2 3 4 5 6 7 8 9 10 11 12

时间（24小时）

在睡眠期间，我们身体的核心体温下降，褪黑素水平升高，
同时睡意也越来越浓

1.4.4 你是真失眠吗

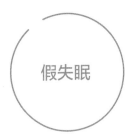

假失眠

现在很多人其实并不是真正的失眠，他们的睡眠本身并没有问题，但是因为追剧、打游戏、学习、工作、社交等使生物钟失衡，产生了**"社会时差"**。

有人开玩笑说，"社会时差"是自己和老板生物钟之间的时差。改变老板的生物钟是不可能的，那该如何改变我们自己的生物钟呢？其实生物钟不是一成不变的，比如前面提到的光线，就是影响生物钟的重要因素，通过调整光线可以调节我们的生物钟。

所以，建议必须上夜班的人群，比如护士，可以在上夜班时开灯，保证有足够强的光照，白天使用黑色墨镜，模拟亮暗循环颠倒的环境，这对夜班族可以产生一些积极效果。

1.4.5 不同时期下的失眠

经前失眠

月经前睡不着是很多女性都有的困扰，这其实和激素水平波动有关系。

提到月经前失眠，就不得不提**经前综合征**，其指的是女性在月经周期的黄体期，出现身体、情感和行为方面改变的综合征，主要表现有注意力不集中、烦躁易怒、失眠、紧张、压抑以及头痛、乳房胀痛、脸部水肿等问题，在月经开始后症状自然消失。

经前综合征与激素变化息息相关。孕激素和雌激素在月经前7天左右开始大幅度下降，影响褪黑素的分泌，同时也导致体内的"幸福激素"——血清素，随之下降。

不过，当月经开始后，因为体内的激素开始稳定上升，这些症状也会随之消失。

怎样缓解经前综合征呢？

饮食

少吃含盐量高的食物。部分经前综合征较重的女性会出现水肿，所以应当限制每日钠盐的摄入量，以免加重水钠潴留。

在适量的范围内多吃肉类、坚果、新鲜蔬果。富含维生素 B_6 的食物可以帮助我们拥有好心情。

尽量不喝浓咖啡、浓茶。咖啡因可能会加重经期综合征症状。

睡眠

在经前应该保证充足的睡眠及良好的睡眠质量，以缓解紧张情绪，放松心情。

运动

户外散步或者慢跑，增加日照时间，对身体分泌血清素非常必要。同时，锻炼也可以促进色氨酸的增加，从而提高血清素水平。

舒缓类的瑜伽等运动可以帮助睡眠，缓解经前的乳房胀痛和水肿等问题。

孕妇容易失眠

妊娠期失眠发生率高达52%～62%，原因有很多，比如骨盆痛、腰痛、频繁排尿、呕吐和焦虑。

对孕妇而言，建议使用非药物治疗失眠，比如失眠认知行为疗法。

适当运动对孕妇是大有益处的。研究表明，运动是妊娠糖尿病的一级预防措施，也是预防妊娠高血压的有效方法。同时，运动还能控制孕妇和胎儿体重的过度增加，减少孕妇便秘、痔疮的发生，缓解腰背酸痛等不适感。

除此之外，妊娠期进行适当的运动可以促进新陈代谢，从而让胎盘获得更多的营养物质，有利于胎儿的健康发育。但孕妇每个人的健康状况是有差别的，**要循序渐进、量力而为，千万不要勉强**。

随着生活节奏越来越快，压力越来越大，我们开始焦虑、脱发、失眠，而失眠又加重了焦虑、紧张，还没睡就开始担心睡不着，最终形成了一个恶性循环，短期失眠成为了慢性失眠。

其实，不必强行要求自己入睡，也不必因为晚上失眠而提早上床，更不要过分地关注睡眠，一晚没睡好就产生挫败感。这就和减肥一样，越关注饮食控制，越容易暴饮暴食。**虽然研究显示睡眠不足有很多危害，但也不要过分担心睡不好造成的影响。**

白天多晒晒太阳，适当运动；晚上让光线暗下来，放松自己，睡不着就起来看看书，慢慢地恢复我们体内的昼夜节律。每个人都能睡个好觉，别着急，慢慢来！

10 条睡眠小贴士

1 **睡眠的质比量更重要**。每个人需要的睡眠时间是不一样的，不要强求自己一定要睡多长的时间。睡没睡够，并不是看睡了多长时间，关键在于早上起来后的工作、情绪、生活状态是否饱满。

2 **有时候我们就是会睡不着**。比如月经前7天左右，孕激素和雌激素开始大幅度下降，导致体内的血清素随之下降，而血清素可以改善睡眠，让人镇静，带来愉悦感和幸福感。所以，处于这段时间的女性容易出现注意力不集中、烦躁易怒、失眠、头痛等问题。随着月经周期进展，体内激素水平上升，这些症状会自然消失。

3 除了早上起床的闹钟，**记得给睡觉时间定个闹钟**。有时候因为担心自己晚上睡不着，我们会提早上床，结果睡不着又躺在床上刷手机，常常更晚才能睡着。**规律的作息，比几点睡更重要！**

4 **社会时差**。我们的生物钟不是一成不变的。现在很多人并不是真正的失眠，他们的睡眠本身并没有问题，而是因为追剧、打游戏、工作、学习、社交等使生物钟紊乱，产生了"社会时差"。光线，比如手机、电脑屏幕发出的蓝光，是影响生物钟的重要因素。此外，温度、饮食，行为都会对我们的生物钟造成影响。

5 *阳光是最好的"天然安眠药"。* 褪黑素的分泌主要受光线的影响，白天分泌得少一些，让我们保持清醒，夜间褪黑素分泌量达到峰值，这对睡眠的维持和质量有直接的影响。所以，白天尽可能接触自然光，明亮的晨光有助于治疗抑郁症，提高反应速度，并且能够让我们在一天中保持精神饱满的状态。

6 *用运动代替药物。* 有条件的话，早上起来做半小时的运动，比如瑜伽、跑步。如果白天没时间，可以在晚上运动，但要避免睡前1小时进行剧烈运动。

7 *核心体温。* 我们睡觉的时候，随着光线变暗，核心体温慢慢降低，褪黑素分泌增加，睡意会越来越浓。睡前让房间的温度低一些或者冲个热水澡、泡个热水脚都有助于降低我们的核心体温，提高睡眠质量。

8 *睡意是不断累积的。* 我们清醒的时候，大脑中的腺苷会随着时间越积越多，清醒时间越长，感受到的睡眠压力就会越大，也会觉得越困。所以，有些人如果太长时间没睡，坐着甚至站着都能睡着。如果失眠，可以白天尽量减少午睡或者小憩，午睡时间过长，不但影响晚上的睡眠，还可能导致下午情绪低落、工作效率下降。

9 睡觉不像关灯，把开关一关就能睡着，而更像是飞机降落的过程，所以我们需要**让大脑慢慢地进入睡眠状态**。睡前2小时把房间光线调暗，给大脑一个暗示：要准备睡觉了。睡前进行一些固定的活动，比如刷牙、洗澡，以此建立诱导睡眠的条件反射。

10 **别带手机上床**。睡前玩手机，手机屏幕发出的蓝光可能会抑制褪黑素的分泌，从而影响睡眠，还会破坏床和睡眠之间的条件反射，而和刷手机建立起更牢固的联结。结果可能是，睡意全无，只能在床上翻来覆去。

学会**聆听我们身体的声音**，身体是不会说谎的。睡眠占据了我们每天三分之一的时间，只有保证良好的睡眠才能更好地掌控生活！

2

抗衰老，护肤和美食不可辜负

民以食为天，除去睡觉，吃可就是头等大事。科学研究证明，某些食物和饮食习惯确实有抗氧化、减轻慢性炎症、延缓衰老的作用。下面就和大家聊聊一天吃几次、吃什么、吃多少等问题。

2.1 一天吃几次？聊聊间歇性禁食

抗衰老的方法很多，但间歇性禁食（轻断食）是不少研究都证实明确有效的方法。这其中很重要的原因就是它有助于**促进细胞的自噬和更新**。

自噬　　　　"自噬"的字面意思是自己把自己吃掉。当身体细胞各个零件使用时间长了，就像手机用久了，电池会慢慢老化，而经济实惠的方法就是换个电池。

身体这种自动更新的机制就是自噬。通过自噬，那些老旧的、快报废的细胞零件就会被清除，有些在降解后还可以被循环利用，产生新的、更健康的线粒体，替换有缺陷的线粒体，实现线粒体的"净化作用"，维持线粒体的活力。

然而，自噬水平常常随年龄增长而逐渐降低，随着"发电厂"——线粒体的年久失修，身体加速衰老，皮肤的衰老、黑色素沉积、损伤也越来越难以被修复。

如何激活自噬？轻断食——启动自噬的利器。

大家都知道胰岛素，而胰高血糖素是一种与胰岛素作用相反的激素，当胰高血糖素上升时，就会刺激细胞的自噬。进食时，胰岛素上升，胰高血糖素下降；而断食时，胰岛素下降，胰高血糖素升高，这个时候自噬就被启动了。

此外，在给身体做"大扫除"的同时，轻断食还会刺激生长激素分泌，加快身体产生新零件，自动更新我们的身体。

一定要明确 轻断食不等于不吃，更不是节食。比起吃得少，轻断食更加关注进食的时间。

轻断食其实有很多种做法，循序渐进尤为重要。

下面要讲的三个技巧，可以让你的轻断食更容易坚持，也更高效。

1 两餐之间让身体燃烧脂肪，不要吃零食。

2 尝试进食时间控制在一天中的早些时候，比如早上7点至下午3点之间，或者早上10点至下午6点之间，最好不要在晚上或者半夜吃零食、夜宵。

3 饮食上应该避免精制谷物，特别是轻断食开始和结束的第一餐，尽量不要选择高碳水食物，可以选择鸡蛋、鸡胸肉等含有优质蛋白质的食物，尽可能减少血糖的大幅波动。

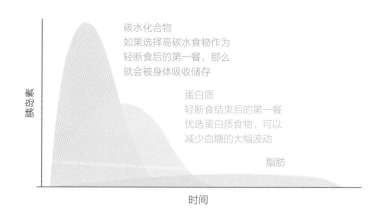

碳水化合物
如果选择高碳水食物作为轻断食后的第一餐，那么就会被身体吸收储存

蛋白质
轻断食结束后的第一餐优选蛋白质食物，可以减少血糖的大幅波动

脂肪

胰岛素

时间

如果你目前对自己的身体情况不是很了解，也没有自律的生活状态，那建议你可以从"轻断"加工类甜品（奶茶、膨化食品、蛋糕、饼干等）开始。

请注意不是所有人都适合轻断食！如果你现在或者曾经有厌食症、贪食症，正处于孕期、哺乳期，或者断食以后出现了头晕等不舒服的感觉，那都不推荐采用轻断食的方式。选择饮食方式时，一定要循序渐进、量力而行。

如果说轻断食解决的是一天吃几次的问题，那下一步要解决的就是吃什么。

2.2 脂肪、碳水化合物和蛋白质

民以食为天 谈到吃什么，首先离不开的就是脂肪、碳水化合物和蛋白质，我们先来聊聊这几大块，然后再聊聊那些大家关注的矿物质、维生素等。

2.2.1 脂肪——是朋友还是敌人

我们可以从各种健康杂志、节目里看到，吃油对健康不好，会使我们发胖，容易导致心脑血管疾病等。

?? 我们从什么时候开始对脂肪有了这种根深蒂固的坏印象？

这要从一个尘封了60年的秘密说起。

60年前的美国，肥胖、糖尿病、高血压、冠心病等日益高发，研究者发现了2大可疑物质：糖和脂肪。可是，到底把"锅"甩给谁呢？

这个时候，各大糖业巨头组织的糖业协会开始利用金钱的影响力，不断对顶级营养学专家进行渗透。因为不管是研究还是指南，都是由专家来制定的，而操控这些营养专家就是最简单直接的办法。

当时的糖业研究基金会资助了营养专家们的许多课题。1967年，世界顶级医学期刊《新英格兰医学杂志》（*The New England Journal of Medicine*）上，指出胆固醇和饱和脂肪是冠心病的饮食危险因素，同时有意地忽略了糖的危险因素。此后，关于脂肪的负面研究结果越来越多。

人们开始限制自己对油脂的摄入，但这并没有让大家更健康，从数据来看，肥胖、糖尿病、心脏病的发病率并没有降低，质疑的声音越来越多。随着这些营养专家们的陆续过世，相关丑闻被揭露出来。2016 年，《美国医学会杂志·内科学》（*JAMA Internal Medicine*）披露了整个事件，但这60年间造成的潜在健康伤害已经无法估量。

随后，在2017年《柳叶刀》发表了一项名为前瞻性城市流行病学（Perspective Urban Rural Epidemiology，PURE）的大型研究，其包含了来自18个包括高收入、中等收入和低收入国家和地区的超过13万人，年龄在35~70岁，研究人员对他们的饮食习惯和健康状况进行了平均7年以上的随访记录，得出了一些和之前相反的结论。

脂肪摄入最多的人群——脂肪摄入占饮食总热量的35%，在研究期间的死亡率比吃脂肪较少的人（脂肪摄入占饮食总热量的10%）低23%，而心血管疾病的发病率基本相同，甚至**摄入脂肪多的人群的脑卒中概率更小**。

总脂肪和各种脂肪亚类实际上与较低的死亡率相关联。这些脂肪并不会导致心血管疾病的患病率和死亡率的增加。**饱和脂肪酸反而会降低脑卒中的危险性。**

越来越多的研究发现

饮食中脂肪含量低，尤其是胆固醇含量低的人，抑郁和自杀的风险更高。而高胆固醇饮食在老年人中可以降低阿尔茨海默病的风险。富含 $\omega-3$ 脂肪酸的食物能够帮助维持大脑的认知功能，对维持神经突触的功能和可塑性非常重要。

《美国居民膳食指南（2015）》中去除了从1977年以来该指南中的六项核心要点之———胆固醇摄入量限制的标准建议。胆固醇从此不再被认为是需要担心过分摄入的营养成分。

当然，不是说这个结论就一定是完美无缺的，也不是说脂肪有多神奇，每天就要以脂肪为主，但是这种被别人强加于我们的对脂肪的偏见需要被纠正，均衡的饮食更有益于我们的身体健康，也是延缓衰老的基础。

提到脂肪，很多人的第一反应就是肥肉或者植物油，为什么它们有的是固态，有的是液体呢？

脂肪里的脂肪酸种类决定了脂肪的"长相"。

以**饱和脂肪酸**为主组成的脂肪在室温下呈固态，如牛油、羊油、猪油，多为动物脂肪，而且其较稳定，不容易被氧化。

不饱和脂肪酸一般在室温下呈液态。不饱和脂肪酸分为单不饱和脂肪酸和多不饱和脂肪酸。

多不饱和脂肪酸主要包括 $\omega-6$ 和 $\omega-3$ 脂肪酸。虽然同是多不饱和脂肪酸，但二者作用并不一样，也不能互相转换，甚至在体内合成时，具有一定竞争关系。

按照大多数人的饮食习惯，日常生活中更容易接触ω-6脂肪酸的食物，而缺乏ω-3脂肪酸，导致ω-6/ω-3的比值失衡。ω-6/ω-3比值过高时，可能导致代谢紊乱，这也是诱发神经系统疾病、心血管疾病、癌症等慢性疾病的重要原因之一。因此，在日常生活中我们要有意识地摄入含有ω-3脂肪酸的食物，以保持ω-6/ω-3的平衡。具体怎么做呢？

少吃含有ω-6脂肪酸的食物	常见的植物油，比如大豆油、菜籽油、葵花子油、花生油；常吃的红肉，比如猪肉、牛肉、羊肉，其中ω-6脂肪酸的含量都不少。再次强调，是减少摄入量而不是不吃！过犹不及！
多吃含有ω-3脂肪酸的食物	ω-3脂肪酸的家族成员主要有α-亚麻酸（ALA）、二十碳五烯酸（EPA）和二十二碳六烯酸（DHA）。对成年人而言，大脑的DHA含量可直接影响细胞膜的特性、突触的生成和可塑性，从而影响大脑学习记忆功能。为了维持大脑正常的结构和功能，每人每天必须要消耗一定数量的DHA，而被消耗的DHA需要由饮食中的ω-3脂肪酸补充。摄取富含ω-3脂肪酸的食物既可以降低缺血性心脏病的风险，又有助于大脑健康。

ALA来源广泛，在植物性和动物性食物中都含有，比如亚麻籽、奇亚籽、核桃等。EPA 和 DHA更多地存在于海洋动植物中，比如海贝、海鱼、海蟹、海虾、海藻等。

 警惕反式脂肪酸

天然的脂肪其实并不是"罪大恶极"，甚至是我们的朋友。但有一种脂肪——反式脂肪酸，大家一定要提高警惕。自然界中天然的反式脂肪酸很少，但是从 20 世纪开始，食品工业开始大规模地加工生产反式脂肪酸，并取了好听的名字，比如"植物黄油""氢化植物油""部分氢化植物油""氢化脂肪""人造酥油""雪白奶油"。

当我们吃下这些反式脂肪酸后，它开始在我们的身体里造反：升高"坏胆固醇"（低密度脂蛋白胆固醇，LDL-C），降低"好胆固醇"（高密度脂蛋白胆固醇，HDL-C），增加了冠心病和认知功能受损的风险。

在"减肥圈"有这样一个传说

同时吃碳水和脂肪容易发胖。想想酥脆的鸡翅、美味的蛋糕……当碳水和脂肪融合在一起，总能发生奇妙的化学反应，使我们的大脑不由自主地被吸引。其实，碳水和脂肪同时吃并没有直接让人发胖的作用，但是容易让大脑"破防"，一不小心就吃多了！

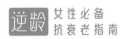
2.2.2 不吃糖和不吃碳水是两码事

前面讲了"无辜"的脂肪，下面来聊聊碳水化合物。

1　不吃糖和不吃碳水是两码事

碳水化合物其实是一个非常广泛的说法，包括了所有的单糖、双糖、低聚糖、多糖、糖的衍生物等。食物中的碳水化合物可以分为人体可以利用的和不可利用的碳水化合物两大类。大家看下面这个图，就会很好理解了。

碳水化合物

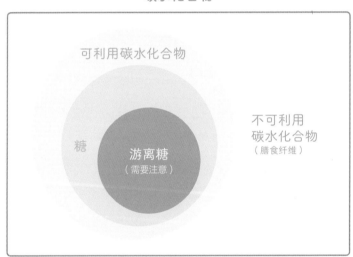

我们反对吃糖，指的是图中的游离糖。根据世界卫生组织的定义，游离糖是指添加到食品和饮料中的单糖（如葡萄糖、果糖）和双糖（如蔗糖、砂糖）以及存在于蜂蜜、糖浆、果汁和浓缩果汁中的糖。这一部分是我们饮食中需要尽量避免的，世界卫生组织建议每天游离糖的摄入量不应超过50克，最好低于25克。同时，世界卫生组织还指出，现今人们消耗的大量糖都藏在加工食品中。例如，1汤匙番茄酱包含约4克游离糖，1罐加糖苏打水所含的游离糖高达40克。

游离糖之外的糖，比如牛奶中的乳糖、蔬果中的天然果糖（特别注意不是果葡糖浆，果葡糖浆是需要尽量避免的）和葡萄糖在世界卫生组织的指南中并没有提及对健康的不利影响。这些糖与其他营养素搭配，可以很好地维持身体健康。

除了糖之外的可利用碳水化合物，比如低聚糖、糖醇等，有些被作为"代糖"在使用。

那些身体不可利用的碳水化合物，比如膳食纤维，则是肠道菌群的主要食物来源。

生酮饮食

生酮饮食模拟了一个"饥饿状态"，通过低碳水化合物摄入量使身体无法产生足够的葡萄糖，从而开始消耗脂肪来获得能量，让供能系统一直处于"烧油"状态，而减肥的目标正是——燃烧脂肪。

现在有不少的研究表示生酮饮食对减脂可能有一定作用，但其实生酮饮食的诞生意义并不在减脂，而是治疗癫痫。虽然有许多坚持数十年生酮饮食的实例，但是我查阅了大量相关文献，发现了以下问题：第一，没有健康人群进行生酮饮食的记录，至少没有大规模的临床试验数据支撑；第二，这些文献中的减重往往作为副作用，和血脂升高、便秘等同时出现，其他副作用包括口臭、酮疹等，女性还可能会出现月经推迟、月经量变少等。

同时，生酮饮食很容易失败。长期缺少碳水化合物的摄入，情绪会变得不稳定，容易出现暴饮暴食，**特别是"爆碳水"（短时间进食大量的高热量碳水化合物，比如蛋糕）**。所以，相较于生酮饮食，更建议大家采用低碳饮食。

2   膳食纤维

为什么碳水化合物如此重要，有一个关键就是膳食纤维。

其实，现在已经有越来越多的人意识到膳食纤维的重要性，但是对膳食纤维该怎么选并不是很了解，甚至有些人会买膳食纤维补充剂。

敲重点　　正常情况下，补充膳食纤维并不需通过保健品，天然蔬果就是很好的选择。中国营养学会推荐，成人每日膳食纤维摄入量为 25~35 克。它可以帮助我们将体重、血压和胆固醇控制在适宜水平，从而降低患心脏病、脑卒中、2 型糖尿病的风险。

统计结果发现

绝大多数人是没有吃够膳食纤维的。《中国居民膳食纤维摄入白皮书》指出，我国成人平均每日摄入的膳食纤维为 13.3 克，与推荐摄入量相去甚远。

下面列出了10种富含膳食纤维的蔬菜和水果。

富含膳食纤维的 10 种蔬菜

蔬菜名称	膳食纤维（克 /100 克）
黄花菜	7.7
甜菜根	5.9
苦菜	5.4
毛豆	4.0
黄秋葵	3.9
彩椒	3.3
香菇	3.3
蚕豆	3.1
豌豆	3.0
春笋	2.8

富含膳食纤维的 10 种水果

水果名称	膳食纤维（克 /100 克）
酸枣	10.6
库尔勒梨	6.7
番石榴	5.9
石榴	4.8

续表

水果名称	膳食纤维（克/100克）
红玉苹果	4.7
黄皮果	4.3
桑葚	4.1
橄榄（白榄）	4.0
人参果	3.5
油甘子	3.4
芭蕉	3.1
山楂	3.1

蔬果除了可以提供充足的膳食纤维，还可以提供多种维生素和矿物质，比如维生素C、类胡萝卜素、钾、镁、钙。

如果你经常运动锻炼，因饥饿感而难免嘴馋，那不妨选择一些富含膳食纤维的食物。由于膳食纤维可以使人产生饱腹感而不被肠胃吸收，所以可以避免脂肪过剩，是控制小肚腩的好帮手。

除此之外，当因高强度运动和控制饮食而产生便秘时，也可以多吃一些高膳食纤维的食物。这些纤维会吸收"退役"的肠道细菌和代谢废物；吸水膨胀后，还可以让粪便的体积增加，按摩肠壁，增加肠胃蠕动，让肠道重现活力。

2.2.3 蛋白质

1 应对肌肉流失，优质蛋白质不可少

?? ┄┄┄┄┄┄

有没有感觉年龄越
大越"没劲儿"？

┄┄┄┄┄┄

人体骨骼肌肌量在 30～35 岁达
到峰值，此后每年减少 1%~2%，
骨骼肌力量每年减少 1.5%~3%。

肌少症，又称骨骼肌减少症，主要表现为低肌肉力量，骨骼肌质量和
数量下降，躯体活动能力下降，与跌倒、骨折、身体残疾甚至死亡的发生
可能性增加有关。

?? ┄┄┄┄┄┄

怎么判断患没患肌少症？

肌量减少

使用双能 X 线吸收法（DXA）测量肌肉质量

男性 < 7.0 千克 / 米^2，女性 < 5.4 千克 / 米^2

步速减慢

— 日常步速 < 1 米 / 秒

或 5 次起坐时间 ≥ 12s

亚洲肌少症工作
组（AWGS）颁布
的肌少症诊断标
准主要从三方面
进行判断

握力减轻

男性握力 < 28 千克 —
女性握力 < 18 千克

其实根据自己的走路速度是不是越来越慢，手的握力是不是越来越小，就能大致估计出自己是不是肌肉流失较多。

不过大家并不用担心，只要平时多注意饮食和运动，就可以很好地预防。

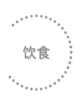

饮食

不少人喜欢吃得清淡，喝点稀粥或者米饭配小菜，不爱吃肉。但是米饭、面条、馒头等，主要提供的是热量，这样的饮食习惯会导致蛋白质、维生素等营养素的摄入不足，加速肌肉的流失。

优质蛋白质，指其中的必需氨基酸种类齐全，数量充足，氨基酸模式与人体蛋白质氨基酸模式接近，且吸收和利用率较高的蛋白质。

鸡蛋可以算是"超级食物"了。全蛋（蛋白＋蛋黄）含有优质蛋白质、矿物质、维生素等，所以不妨每天早上来个白煮蛋。

除此之外，动物内脏也是个不错的选择，比如猪肝。猪肝富含优质蛋白质，还有充足的维生素A和B族维生素。

除了鱼、蛋、肉、奶等优质蛋白质，多摄入**维生素E、维生素C和类胡萝卜素**也可以促进骨骼肌生成。其中，维生素E可以通过增加成肌细胞的增殖能力来促进肌肉再生。

运动

久坐不动是肌肉的大敌，所以，只要动起来无论是何种运动类型、方式、强度和频率，都会有帮助。学会"存肌肉"，年龄的数字虽然会逐渐增加，但我们的身体可以保持年轻。

2　抗衰路上，过犹不及

优质蛋白质对健康的重要性

对于健身人群而言，多吃蛋白质是一直以来被接受的观点。任何运动，特别是抗阻力训练，对身体来说都是一种短暂的"受伤"，在力量训练过程中，肌纤维被撕裂、修复，在不断的刺激中变得越来越强壮。如果蛋白质摄入不够，或者没有休息好，身体就很难有效恢复。

但是，任何食物都有一个适量的范围，已经有不少研究指出，如果蛋白质摄入过量，可能会影响细胞的自噬，从而加速衰老。

蛋氨酸限制饮食

蛋氨酸限制饮食（Methionine-Restriction Diet, MRD）是最近研究比较火的一种饮食策略。多项研究的结果显示——MRD可以降低血糖、胰岛素水平，抗衰老，减少肥胖，延长寿命。

蛋氨酸是什么？

它是一种人体所必需的含硫氨基酸，参与人体的碳水化合物代谢和蛋白质合成。由于其不能在体内自身生成，所以必须从食物中获得，但是蛋氨酸摄入过量会诱导氧化应激、血脂异常和动脉粥样硬化等的发生。

结合自噬的生理意义，可以推测，MRD 可能促进了衰老和受损的细胞以及错误折叠的蛋白质的自噬来回收氨基酸，特别是蛋氨酸，用于机体的蛋白质合成和代谢。

需要指出的是，目前关于蛋氨酸限制饮食的研究大多来自国外。到底吃多少蛋白质、怎么吃蛋白质，最新发布的《中国居民膳食指南（2022）》给了我们一些非常实用的建议。

- 每天的膳食应包括谷薯类、蔬菜水果、畜禽鱼蛋奶和豆类食物。
- 鱼、禽、蛋类和瘦肉摄入要适量，平均每天120~200克。
- 每周最好吃鱼2次或300~500克，蛋类300~350克，畜禽肉300~500克。
- 少吃深加工肉制品。
- 鸡蛋营养丰富，吃鸡蛋不弃蛋黄。
- 优先选择鱼，少吃肥肉、烟熏和腌制肉制品。
- 吃各种各样的奶制品，摄入量相当于每天300毫升以上液态奶。
- 经常吃全谷物、大豆制品，适量吃坚果。

3 为什么在抗衰老的路上不建议完全吃素

原因之一就是植物中的凝集素。凝集素是一种大分子黏性蛋白，在植物界的分布极为广泛，可以说是无处不在。

植物凝集素在上亿年的进化过程中，为了防止自己被动物吃掉或者抵御病虫害而形成特殊物质，其具有一定的抗营养作用，摄入后会影响动物生长和代谢等功能。

为什么植物凝集素对身体不好？

未消化的植物凝集素与肠道上皮细胞结合，可引起胃肠道细胞形态和代谢的变化，并通过激活一系列信号，引起全身反应，比如过敏和肥胖。

植物凝集素会降低肠道中一些酶（如肠激酶）的活性，降低脂肪、葡萄糖和无机电解质的吸收，以及改变肠道微生物的生态环境，并对肠道产生的免疫球蛋白A有拮抗作用。

植物凝集素诱导的黏液分泌、上皮细胞损失、血清蛋白渗漏以及饮食蛋白吸收减少，可能为细菌增殖进一步地提供良好的营养来源，从而导致肠道菌群失衡。如果植物凝集素穿过上皮细胞进入血液循环，会进一步诱发恶心、呕吐、腹泻、呼吸困难等全身性过敏（变态）反应。

我们该怎么避免植物凝集素的慢性伤害呢？先来看看哪些食物中含有植物凝集素。

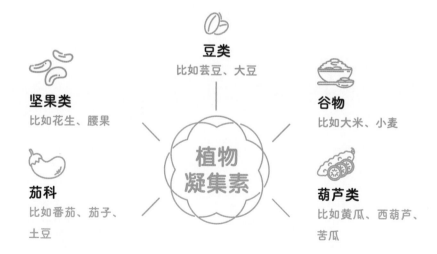

豆类
比如芸豆、大豆

坚果类
比如花生、腰果

谷物
比如大米、小麦

茄科
比如番茄、茄子、土豆

植物凝集素

葫芦类
比如黄瓜、西葫芦、苦瓜

其实，在生活中完全不接触植物凝集素是不可能的，我们也不必过分担心。植物凝集素的类型多种多样，有些对身体还有很多好处。有研究认为植物凝集素对病毒具有体外抑制作用；从绿藻中分离的凝集素，可以抑制人类免疫缺陷病毒1型（HIV-1）[19-20]。有些凝集素与癌细胞结合后，可诱导癌细胞发生自噬或者凋亡，具有抗癌作用[21]。

有时候，我们一些长期固定的生活习惯可能会对身体造成损伤，比如经常生吃黄瓜或番茄会导致植物凝集素摄入过多，肠胃不舒服，那我们可以把黄瓜、番茄做熟后再吃。西蓝花、洋葱、胡萝卜、羽衣甘蓝等蔬菜的植物凝集素含量较少，喜欢吃茄科和葫芦类的朋友可以定期更换一些蔬菜。这就是提倡饮食均衡、多样化的原因。健康的蔬菜也需要定期更换或者变化烹饪方法食用。

《中国居民膳食指南（2022）》也建议，平均每天要摄入12种以上食物，每周达到25种以上（烹调油和调味品不计算在内）。

想实现这个目标并不难。比如，做汤的时候，加一点海米、白菜、蘑菇、木耳；炒菜的时候，加入柿子椒、竹笋等；偶尔来一碗由红薯、南瓜、百合等熬成的杂粮粥；用各种蔬菜、水果、鸡肉、三文鱼做成沙拉。

为什么建议饮食多样化？

除了脂肪、碳水化合物、蛋白质这3大营养素，身体还需要微量营养素。下面就来重点谈谈与抗衰老相关的微量营养素。

2.3 矿物质和维生素

2.3.1 铁

对于女性而言，贫血是一个非常普遍的问题。引起贫血的原因很多，其中最常见的莫过于铁元素缺乏。根据我国第四次营养调查结果，贫血患者中一半为缺铁性贫血。

怎么判断是不是贫血

贫血，是指外周血红细胞减少，血液携带氧气的能力降低，进而导致组织氧气供应不足和组织缺氧。医院的血液检查单，会详细列出血液中血红细胞的各个指标，比如红细胞计数（RBC）、红细胞体积分布宽度（RDW）、血红蛋白（Hb）、平均红细胞体积（MCV）、平均红细胞血红蛋白含量（MCH）、平均红细胞血红蛋白浓度（MCHC），如果贫血的话，还会确定是否伴随白细胞或者血小板数量的变化。

那不去医院，怎么自查是不是贫血呢？首先，回忆一下自己平时是否容易出现**疲倦、头晕、脸色苍白、心跳加快、血压降低、记忆力减退**等问题。贫血还有一些体表上的变化，比如**下眼睑偏白，指甲平、薄、易断、苍白**。如果出现这些现象，就要注意了。

"在吃得饱穿得暖的现在，为什么会贫血？"

相信很多拿到化验单或者自查怀疑是贫血的朋友都有这样的疑问。以下这三类人群更容易贫血。

月经过多的女性。内分泌紊乱、子宫病变（比如子宫肌瘤）等可能导致女性出现月经过多，从而引起贫血。

长期饮用咖啡、浓茶、奶茶的人群。你身边是否有这样的人？他们早上喝咖啡，下午叫杯奶茶，下班回家泡壶茶，好像不曾见过他们喝凉白开。**无论是咖啡还是茶，都会抑制铁的吸收**，其中的鞣酸会与铁结合，并随粪便排出，导致体内铁吸收不足而发生贫血。

挑食人群。不吃动物内脏、红肉、水果等。

如何从饮食上防止贫血？

与多样性膳食模式相比，坚持素食膳食模式的人群贫血患病率较高，这是因为只吃素食可能会导致饮食结构失衡，微量营养素摄入不足，从而降低血红蛋白与红细胞含量。

肉类、肝脏类食物的摄入会提高血红蛋白浓度，红细胞含量，这种现象可能与高水平的血红素铁有关。血红素铁多存在于畜肉、家禽以及其他动物性食物中，且相较于非血红素铁，更容易被肠上皮细胞吸收，是红细胞生成的主要食物铁来源。所以，我们平时可以吃一些猪肝、猪血、鸭血、牛肉等食物以补充血红素铁。

蔬果的摄入量与血红蛋白浓度、红细胞含量以及红细胞压积水平成显著正相关，这可能与其中的高水平维生素 C 有关。肉类与维生素 C 是非血红素铁生物利用率的增强剂，可以提高血红蛋白浓度及红细胞含量。所以，除了直接补铁，我们平时也要多吃蔬果，比如草莓、猕猴桃、橙子、彩椒、番茄、圆白菜等。

2.3.2 做个"镁"女

俗话说"美人在骨不在皮"，这个"美"其实也可以理解成"镁"。镁是人体必需的常量元素之一，占人体总重量的 0.05%。

骨骼是镁存储的主要组织（约占总含量的 60%） ⋯⋯ 镁对骨骼生长和维持骨骼生理功能有重要作用。缺镁会导致骨质流失，特别是绝经后的女性，容易出现骨质疏松症。

大多数人都缺镁，这并不是危言耸听。根据2010~2012年中国居民营养与健康状况监测数据，我国每人每日镁摄入量为284.9毫克，远低于推荐摄入量——330毫克。

容易缺镁的人群

老年人随着年龄的增大，胃肠道和肾的功能也随之减退，对镁的吸收和重吸收能力逐渐降低，易出现身体缺镁。

一些疾病的患者，比如糖尿病、甲状腺功能亢进或减退、慢性肝病，也可能缺镁，这是由于这些疾病会让肾脏无法对镁进行正常地重吸收，导致镁排出量过大。

体力劳动者、健身人群。运动会使镁的消耗量变大，从而容易导致缺镁。此外，**有不良习惯的人群和高压人群**，由于长期饮食不规律和精神压力也可能会导致身体缺镁。

让我们成为"镁人"的食物

任何金属离子在人体内都存在着生理平衡，如果累积超过了极限就可能对身体健康造成威胁。**因此补镁不能一味盲补，可以通过水和食物适当地补充。**

多喝水。饮用水富含人体所需矿物质成分，根据世界卫生组织发布的《饮用水水质准则》，饮用水可以作为补充钙和镁的一种方法。

粗粮、绿叶蔬菜、豆类和坚果等是镁的主要食物来源。需要注意的是，现代食品加工会导致85%的镁元素流失，即使是健康的烹饪方式——煮，也会造成镁的大量丢失。

镁是怎么影响身体的

镁可以通过影响细胞内的钙含量和心肌细胞电活性来控制心肌收缩力，改变细胞膜的通透性，从而影响钠、钾、钙离子的流动性，对心血管系统产生影响。镁还对维生素D的正常代谢起关键作用。

因此，适当补充些钙、维生素D及维生素K，能够提高镁的吸收率。奶制品、豆制品、海带和虾皮等食物可以补钙，还可以适当地晒太阳，帮助皮肤合成维生素D，促进钙吸收。

2.3.3 维生素

抗衰老的路上，有不少人寄希望于膳食补充剂，希望它能够成为对抗不良生活习惯的"灵丹妙药"。但其实在营养均衡，不挑食、不节食的情况下，消化吸收正常的人是不需额外补充的。

吃多了，也会出问题。比如吃太多的胡萝卜，会导致过多的胡萝卜素累积，表现在皮肤上，会出现手掌、脚掌、膝盖和鼻腔周围发黄。

所以，平时做好营养均衡基本就够了，额外补充维生素更多是查漏补缺。

维生素 D

引起维生素 D 缺乏症最常见的原因就是光照不足。现在，人们变得越来越不爱出门，而且出门时常遮得严严实实，这都会阻挡维生素 D 的合成。一般建议，每周至少 3 次接受日光直照 5~15 分钟。比如，可以在早晨锻锻炼、遛遛狗，不但补充了维生素 D，阳光也给我们带来了一天的好心情。

B 族维生素

B 族维生素是一个大家族，比如大家熟悉的叶酸就是维生素 B_9。压力会增加 B 族维生素的消耗，而且如果我们一直都吃精制食物，也可能会造成 B 族维生素摄入不足。动物内脏是维生素的宝库，比如猪肝几乎含有所有 B 族维生素，还有充足的维生素 A，每周吃一两次就能补充身体所需的 B 族维生素。另外，鸡蛋也含有 B 族维生素，大部分存在于蛋黄中。所以，建议大家每天早上来个白煮蛋，不弃蛋黄。

再次强调，所有的膳食补充剂都不能替代正常饮食，每日合理饮食才是最好的养生保健之道！

食物小结

肉类
选用新鲜、未加工肉类进行烹制，避免精加工的肉类食品（如香肠、火腿、罐头）。

鱼
鱼是优质蛋白质的良好来源，还含有多种维生素和矿物质，以及丰富的ω-3脂肪酸，有助于心脑血管健康。三文鱼、鲭鱼、鳟鱼、鲱鱼、金枪鱼、沙丁鱼等都是EPA和DHA的良好来源。

蔬菜
蔬菜含有丰富的维生素、矿物质、膳食纤维，对身体的作用不言而喻。但每一种蔬菜发挥的主要作用又有所不同，比如胡萝卜含有大量的胡萝卜素，能在体内转化成维生素A；菠菜富含抗氧化剂；番茄中的番茄红素也是一种很强的抗氧化剂。所以，尽量让自己的食谱充满各式各样的蔬菜，这样才不会容易出现缺少某种营养素的情况。

水果

水果和蔬菜一样，同样含有丰富的营养物质，但是有一点不同，水果还含有大量的糖分。所以，不要以为水果健康就可以大吃特吃，吃多了也会胖。选择水果前，可以先了解它的血糖生成指数（GI），比如，荔枝、桂圆都是GI值较高的水果，不宜多吃；香蕉GI值较低，还能补钾。需要注意的是，尽量不要喝鲜榨果汁，因为鲜榨果汁滤掉了很多膳食纤维，将糖分进一步浓缩，本来吃一个苹果就差不多饱了，但想要用一杯果汁饱腹可能要三四个苹果，无形之中多摄入了几倍的糖。

主食

每天可以吃适量的碳水化合物以保证能量供应，建议尽量减少精制主食，比如精制的米、面等，可以改成全谷物、杂豆类或者各种薯类。但是，有减肥要求的人或者糖尿病患者就要限制碳水化合物的摄入了。

吃饭时要专心，好好享受美食，这样能调动身体内的激素和各个器官协同工作，有助于消化。吃饭时不要狼吞虎咽，多咀嚼可以减轻胃的负担，而且咀嚼得久一点会发现食物的味道发生了变化，说不定可以尝到食物的另一种美味。

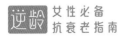
2.4 如何制订属于自己的抗衰老饮食方案
——抗炎饮食&地中海饮食

其实关于"吃什么更健康"有特别多的流派，根据不同的目的有不同的饮食方案。

??········

如果从抗衰老的角度出发，有什么
推荐的饮食方案呢？

2.4.1 抗炎饮食

2020年，在《美国心脏病学会杂志》上发表的一项研究指出，平时多吃一些具有抗炎作用的食物，不仅可以减少身体的"发炎"，还能降低心血管疾病的发生率，可谓一举多得[22]。

饮食对炎症水平的影响无非两种：提高和降低。促进炎症发生，提高炎症水平的饮食即为"促炎饮食"。大致说来，促炎饮食分为以下两类。

高脂饮食 脂肪摄入过多会导致免疫系统的异常激活，从而使炎症发生，同时高脂饮食引起的肥胖本身也是一种炎症状态。脂肪及其代谢物是一种关键的慢性低度炎症的促进剂。此外，摄入过多含饱和脂肪酸丰富的畜肉或者猪油、含 ω-6 脂肪酸较丰富的烹调油也会提高炎症水平。但是，也有些研究认为动物油比某些植物油，如菜籽油，要健康得多，因为植物油在高温下更容易产生致癌物，而动物油则相对稳定很多。

高糖饮食 甜点、精制面食、膨化食品等富含碳水化合物且吸收速度比较快的食物，往往会导致餐后血糖在短时间内迅速增高和回落。

高脂、高糖饮食还会影响肠道健康。高脂肪及部分碳水化合物能增加肠道细胞酶的活性，如葡萄糖醛酸酶、鸟氨酸脱羧酶、硝基还原酶、脂氧合酶、环氧酶，从而促进致癌物、助癌物的产生。

怎样才能吃出"抗炎体质"，减少慢性炎症的发生？

关于"抗炎食物"，可以记住以下五个关键词。

不饱和脂肪酸 可以缓解、抑制炎症的发生。比如深海鱼、亚麻籽、紫苏籽、坚果等。

粗粮豆薯

用其代替精米精面等主食，可以更好地平稳血糖。主要包括燕麦米、紫米、黑米、小米等糙米，白芸豆、红豆、绿豆、鹰嘴豆、豌豆等杂豆，以及红薯、紫薯等薯类食物。

深色蔬菜

富含类黄酮和类胡萝卜素的蔬菜不仅是抗氧化剂，也是很好的抗炎食物。主要包括菠菜、茼蒿、油菜等绿叶蔬菜，西蓝花、圆白菜、羽衣甘蓝等十字花科蔬菜，胡萝卜、番茄、紫洋葱、南瓜、海带等深色蔬菜等。

鲜艳水果

这类水果富含抗氧化作用的多酚类物质，比如蓝莓、草莓、桃、橘子、葡萄柚、葡萄、李子、石榴、樱桃等。

酚

也就是我们常听到的茶多酚、大豆异黄酮等，涉及的食物有绿茶、大豆、黑巧克力等。

一个简单方法判断是不是"促炎食物"

如果你不确定自己是不是对某一类食物过敏，比如牛奶，可以先停喝一周，看看自己的肠胃、皮肤等状态会不会好转。如果感觉整个身体更健康了，那就尽量避免这一类食物。

除了注意饮食外，还要适当运动和践行健康的生活方式。不过，如果真的有慢性炎症相关的疾病，最好咨询医生。

2.4.2 地中海饮食

"地中海饮食"模式，泛指生活在希腊、西班牙、法国和意大利南部等地中海沿岸地区的居民饮食，是以蔬菜水果、五谷杂粮、豆类和橄榄油为主的饮食模式。这些国家居民的心脑血管疾病的发病率很低，是世界长寿地区之一。

基础是新鲜蔬果

新鲜蔬果是地中海饮食的基础。每顿饭至少吃一盘蔬菜，并且会注意各类蔬菜的选择与搭配。从烹饪角度来看，地中海饮食中蔬菜的烹饪方式以凉拌为主，这种烹饪方式巧用了蔬果本身的味道，比如仅用蒜和柠檬汁进行简单的调味，而我们则更偏好于对食物进行热加工。但大家完全没有必要改变自己的饮食习惯，因为虽然蔬菜经热加工后，一些热敏性的维生素会有所损失，但也可以起到补充其他维生素、矿物质、膳食纤维等的作用。

由于地中海饮食要求尽量不吃甜食，所以可以选择水果作为甜点。如果用水果鲜榨成汁，也不要放糖。

主食需要做一些改变

地中海饮食中的主食	地中海饮食主要以杂粮、全谷物食物作为主食，这些粗加工的谷物食品富含膳食纤维、B 族维生素和矿物质，对控制体重、调节胃肠道、稳定血糖、调节免疫力等都有帮助。

在我们的传统膳食中，喜欢将馒头、大米、面条等精制米面作为主食，但其实粗粮会更加健康。可如果一下子将精制米面全换成粗粮，身体会有些受不了，所以可以在平时做一些小改变。比如喜欢喝大米粥的，可以加入绿豆、红豆、燕麦等煮成杂粮粥；喜欢吃米饭的，可以掺入糙米、薏米等，粗细搭配更加健康；早饭如果有吃面包习惯的朋友，可以将用精制面粉做成的面包换成紫薯、土豆、南瓜等淀粉类蔬菜。在选用粗粮时，可以根据自己的饮食习惯及喜好，这样更容易坚持下去。

关于肉类、奶制品和油

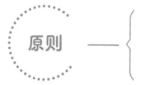

原则 —— 减少红肉的摄入比例，增加深海鱼肉的摄入
适量摄入低脂或脱脂的牛奶、酸奶及奶酪
合理选择食用油，增加单不饱和脂肪酸摄入比例

肉类的选择 ⋮ 地中海饮食建议每周至少吃 2 次鱼或者禽类等低脂高蛋白的白肉类食物。鱼类脂肪含量一般较低，且含有较多的多不饱和脂肪酸。有些海鱼类富含 EPA 和 DHA，对预防血脂异常和心脑血管疾病等有一定作用。

相比而言，红肉脂肪含量较高，并以饱和脂肪酸为主，过多摄入不利于预防心脑血管疾病、肥胖等。在地中海饮食中，海产品在动物性食物摄入中占很大比重。但是在我国，特别是内陆城市，仍然以猪肉、羊肉、牛肉等红肉为主。我们应该调整肉类的摄入结构，适当增加水产品的摄入。

烹调油是提供脂肪酸的重要来源

烹调油中所含脂肪酸种类的不同，对健康的影响也不同。地中海饮食中以橄榄油为主要食用油，其富含单不饱和脂肪酸，适量摄入对血脂、血糖等均有改善作用。即使不习惯用橄榄油，也要注意减少使用含饱和脂肪酸的动物油，并且尽可能避免人造黄油等的摄入。

如果大家觉得上面的内容有些复杂，无从下手，还有一个简单易操作的办法：每餐按自己拳头的大小对食物摄入量进行比对，吃2个拳头的蔬菜，特别是深色蔬菜和菌类，1个拳头以粗粮为主的主食，和1个拳头的优质蛋白质。

一般而言，女性的拳头小一些，所需的量也更少；假如是男性，拳头会更大些，每顿自然也得多吃一点。

每一种食物都有自己独特的功能，它们互相配合，维持我们身体的正常运转。

需要注意的是，尽量不要喝含糖饮料，多喝水，适量喝咖啡或茶；将奶及奶制品限制在每天1~2份；如果习惯喝鲜榨果汁的话，限制在每天一小杯。

民以食为天，最后还想和大家多聊几句。

如果我们每天都吃外卖，很难确保吃下去的食物干净、新鲜，比如受潮霉变的米面、已经氧化的烹调油……这些都可能会引起身体慢性发炎。

我在出国读书前，从来没自己做过饭，后来一个人在国外，天天下馆子、叫外卖也负担不起，慢慢地就学会了自己做一些简单的菜。

做饭这件事就像小马过河，盐放多了，下次就少放点；鸡蛋煎煳了，换个油温再试试。看着锅里的菜，肉从生到熟，鲜亮诱人；饭一粒粒蒸熟，从锅盖气孔飘出的阵阵香气，这是一个很治愈的过程。

《舌尖上的中国》导演陈晓卿曾说："美食的终极意义在于获得幸福感。"这种幸福感有时候和食物本身相关，有时候和生活经历相关。

我觉得，一个会做饭的人，可以认真对待三餐，也能过好四季。

9 条健康饮食要点

饮食是一个体系，关键在于新鲜、多样化、均衡。下面是 9 个简单又容易操作的健康饮食要点。

1 尽量选择加工程度轻的新鲜食物，蔬菜和水果应该占据每餐食物的一半；蔬果要注意颜色和品种，深绿色蔬菜尽量占一半以上。

2 主食以全谷物为主，全谷物是指全麦、大麦、小麦、藜麦、燕麦、糙米及其制成的食物，它们会比精制谷物对血糖和胰岛素的影响更小。

3 烹调时尽量选择橄榄油等 ω-6 脂肪酸比例低的植物油，并时常变换种类吃，避免使用各种人造黄油。建议每天烹调油不超过 30 克。

4 每天吃些酸奶、牛奶等奶制品，300~500克为宜。

5 每周吃2次鱼；每天可以吃红肉，分量按自己的拳头大小估量，每餐可以吃1拳头的优质蛋白质。

6 每天1个全蛋，尽量不用油炒或者煎。

7 用新鲜水果替代甜品，用凉白开或者淡茶水替代甜饮料。

8 尽量避免喝酒，少量饮酒也会对身体造成影响。

9 认真吃好每一餐，如果有条件，每周和家人或者朋友一起吃一顿饭。

3

好身体不只是"养"出来的，更是练出来的

3.1 年轻人如何养生

?? ⋯⋯⋯⋯

网上热门话题：年轻人应该怎么养生？

这个话题下面的回答有好几十个，有的说每天坚持喝枸杞茶，有的说一定要保暖不能着凉，有的说几样保健品每天搭配着吃⋯⋯但是很少有人提到运动。其实，所谓养生的重点，不仅是"保持原状"，而是要让身体更强、更抗压。

设想一下，如果一块500千克的石头忽然压过来，那安然无恙的可能性几乎为零。但是如果连续1000天，每天都被一块0.5千克的小石头压一下（负重），虽然总重量一样，但身体完全没事，甚至变得更强壮了。这就是身体在一次次的"反脆弱"过程中变得更加强大。

衰老的过程，就类似于长期、持续地被小石头给予压力。所以，抗衰老并不是只靠"养"就足够，更需要训练身体"反脆弱"的能力。

生活中，我们可以观察自己的身体，大多能够在正确的"反脆弱"训练下变得更强壮。

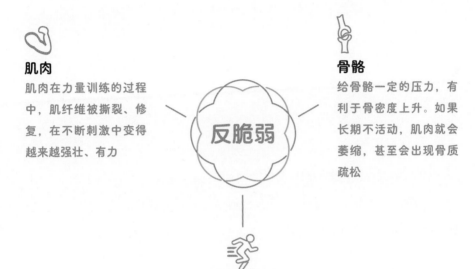

肌肉

肌肉在力量训练的过程中，肌纤维被撕裂、修复，在不断刺激中变得越来越强壮、有力

骨骼

给骨骼一定的压力，有利于骨密度上升。如果长期不活动，肌肉就会萎缩，甚至会出现骨质疏松

整体新陈代谢

当我们尽自己最大的努力去运动时（比如高强度间歇性训练，简称 HIIT），不仅是在运动的几十分钟里锻炼了身体，在运动结束后的几小时里身体还能持续消耗氧气，这让身体的整体新陈代谢一直保持在良好状态，同时还能改善胰岛素敏感性

现代年轻人常见的一个问题就是久坐，这也是导致衰老的重要原因。

2020 年，有一项重磅研究发表

研究人员通过对超过 44000 名参与者进行了 4~14.5 年的随访，指出：如果每天久坐时间小于 8.5 小时，那么每天只需要 11 分钟的中高强度运动，就能基本上抵消久坐带来的风险[23]。

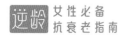
这里其实有2个关键。

关键 1　有意识地避免久坐。现在有不少升降式桌子，坐久了，站起来办公一会儿；或者放个大水杯，多喝点水，多起来上几趟洗手间；吃饭不叫外卖，自己出去吃。一定要有意识地避免一坐就是几小时一动不动，一旦坐久，就会越来越懒得动，这对心脑血管保健不利。

在此基础上，每天做10多分钟的中高强度运动。可以从手机上的运动应用程序或者收藏夹里找一个喜欢的运动视频试试，更简单些的，少坐电梯爬爬楼梯、下班提早一站下车快走回去……10分钟，其实一下子就能达标。

对于久坐腰痛的朋友，有时候又不得不久坐，比如长时间坐飞机、高铁，这个时候可以试试拿一个矿泉水瓶垫在腰后，避免腰一直悬空；晚上睡觉的时候，也可以试试将毛巾卷起来，垫在腰悬空的地方，这些方法可以缓解腰部肌肉的紧张。

关键 2　不要忽视压力、焦虑等情绪。我们的情绪也会诱发腰背部肌肉痉挛，导致腰痛。

别再像一个土豆陷在沙发里，走出门，动起来。只要开始动了，就是迈出了远离腰痛、减少焦虑、提高工作效率的第一步。

当然，如果有条件，最好能够做一些力量训练。大家要知道，肌肉和存钱一样也是可以"存"的，而且年轻的时候"存"得越多，老的时候，骨质疏松、肌少症这些常见病才会远离我们。

3.2 如何练？3套运动方案

说了这么多，到底该怎么练呢？以下为你准备了3套运动方案，赶紧行动起来吧！

3.2.1 3套运动方案

运动方案1：　（力量训练 + 有氧）

第1个方案，是力量训练和有氧训练相结合，也是最经典的方案。

力量训练　⋮　很多女性都不喜欢力量训练，或者觉得去健身房很麻烦。但其实力量训练并不复杂，也不会让你变成"金刚芭比"。如果没有条件去健身房，在家也能完成。

准备一套家用的哑铃或者一个哑铃凳，再结合教学视频，就可以完成绝大多数的力量训练。如果没有哑铃，深蹲、俯卧撑、卷腹、引体向上等经典动作，作为日常训练也很不错。如果一开始做起来比较吃力，也可以选择用弹力带辅助。

有氧运动

很多人从学生时代开始，最害怕的就是体育测试的跑步环节，一提到跑步就想放弃。但有氧运动绝不只有跑步一个选项！快走、爬山、舞蹈、健身操、篮球都是有氧运动，可以选择自己喜欢的项目。

规律的有氧运动不仅能让皮肤红润有光泽，还能促进身体分泌内啡肽。这种物质能帮助缓解压力，给人带来非常强烈的满足感和愉悦感。

我自己就非常喜欢跑步之后大汗淋漓的感觉。当工作压力大或者感觉疲惫时，我就会戴上耳机，跟着音乐跑5~10千米。开始跑的时候会有些吃力，但是随着身体发热，会觉得步子越来越轻快，身体越来越轻松，也会感觉压力、烦恼都被远远地抛在了脑后。

这几年日本开始流行"超慢跑"这个概念，超慢跑是什么呢？大家可以简单地理解为用快走的速度来跑步，甚至可以比快走更慢。那和走路有什么差别呢？

走路的时候，我们总有一条腿作为支撑点，整个人的重心也几乎没有改变。而超慢跑不管速度多慢，总会有一个短时间的腾空动作。在这个过程中，你蹬地发力后，身体克服了重力腾空，随后肌肉收缩缓冲落地，所有这些都需要耗能。

现代的生活方式，"久坐族"越来越多，爬个楼梯都可以让我们气喘吁吁。而**"超慢跑"就十分适合运动小白**。不需要装备，不需要特定的场地，有一双跑鞋就可以。跑步时自然呼吸，身体稍前倾，全程保持可以正常说话也不会觉得胸闷、气短的心率。

从有控制的**小步幅开始**，保持核心收紧，视线直视前方，双臂自然摆动，借助惯性向前，步子一定要轻、有控制，**并逐渐提高步频**。

关键点其实只有2个：小步幅、高步频。小步幅可以减轻膝踝的压力，让步子变得轻盈；高步频可以减少和地面接触时间，同样可以减少对髋关节和膝关节的伤害。总而言之，减少运动受伤的风险可以让我们更长时间地坚持下去。

在快节奏的社会里，我们总想马上看到结果。别说超慢跑了，慢跑我们都觉得没效果。但什么又叫有效果呢？

给自己3周的时间，试着迈开腿，学会去关注自己的身体、体会对身体的控制、感受体能的增强，这就是效果，而不仅是体重秤上数字的变化。同时，超慢跑还能够舒缓我们的精神压力、缓解肩膀僵硬、改善睡眠质量。

其实运动就像生活，很多时候，慢就是快。学会放慢脚步，体会运动带来的乐趣，而不要让运动成为日复一日痛苦的坚持，并不是全力奔赴才能看到结果，或许不知不觉中运动就已经改变了我们的生活，成为了我们的习惯。

运动方案2：〔高强度间歇训练（HIIT）〕

鉴于有些人并不喜欢做力量训练，加上上班族、学生党时间比较紧，这里给大家推荐第2个运动方案：10~15分钟一节的高强度间歇训练（HIIT）课程。

在高强度运动中，肌肉需要消耗大量的氧气，当身体耗氧量达到身体在运动时可以消耗的氧气量最大值时，会启动一种叫作"后燃效应"的机制，简单来说，就是可以让身体停止运动后，还能持续消耗热量——这才是我们最想要的！其实，高强度有氧运动很大程度上已经接近无氧运动了。

HIIT 并没有固定的模式，只要遵循 2 个原则

"高强度"和"低间歇"。可以采用 HIIT 的方法做各种训练，比如跑步的时候，可以尝试 30 秒全速跑、1 分钟快走、30 秒全速跑、1 分钟快走……全程 15~20 分钟。也可以每跑 1 千米，最后的 100 米用最快的速度全力冲刺；如果跑 5 千米，就会有 5 次的高强度冲刺，以此类推。

??

如何简单判断自己做的是高强度还是中强度运动？

可以想象一下百米冲刺时的感觉，所谓的高强度运动是指需要靠快速地、有节奏地呼吸来维持运动，说话需要大口地喘气。

而**中强度运动**是指呼吸微微加速，但是感觉十分顺畅，不会喘不过气，可以保持与他人的对话，身体微微出汗。当我们的心肺功能提高，对于高强度、中强度的运动标准也会随之提高。

如果你是运动小白，可以从强度比较低的10分钟入门篇开始；如果你已经处于运动进阶阶段，做2组15分钟的课程，就会达到很好的作用。

每周完成150分钟中高等强度运动是保持健康的一个底线。在这个基础上，适当增加高强度运动的占比，将会收获额外的健康益处。

运动方案 3：〔 普拉提、瑜伽 〕

如果不喜欢剧烈运动，那推荐试试普拉提、瑜伽这两种相对比较舒缓的运动。可不要小看这类运动，它锻炼的是我们对身体的控制能力，对身心放松、改善不良体态都有一定帮助。

有很多人在举铁的时候喜欢挑战大重量，这种挑战精神值得嘉奖。但如果动作不标准、动作细节不到位，就很容易受伤；还有因为久坐而导致的驼背、腰酸背疼，这些都可以通过练习普拉提来缓解。

瑜伽大家都比较熟悉了，其作为一种古老的、多流派的健身运动，还有助于缓解压力、改善情绪状态。

······

上面 3 种方案都挺好，如何选择呢？

·······

建议：每种都试试。

长期做一种运动，就像吃饭偏食。所以，不论你喜欢以上3种方案中的哪一种，都推荐多尝试、多探索，时不时地变换方案，也可以结合不同的方案，比如在家安排运动的时候，可以将HIIT和瑜伽搭配起来做。尝试多样运动方案，动起来比什么都重要。

敲重点　高强度运动需要建立在健康的基础上循序渐进。如果有基础疾病或者运动中出现不适，请不要勉强。比如跑步，有些人很享受，但有些人可能一坚持，膝关节就疼。不用着急，慢慢来，找到最适合自己的运动模式。

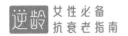
3.2.2 学会喝水

喝水是人的本能，但越基础，越容易被忽视。

马拉松比赛中的小细节

路边总会放上一杯杯的水，选手们经过的时候就会补充一些。为什么比赛的时候分秒必争，选手们却要去喝水呢？不浪费时间吗？这其实就是古话说的"磨刀不误砍柴工"。

大家都知道汗液是咸的，它不仅仅是水，还包括钠、钾、钙、镁等电解质。随着运动时间的延长，如果长时间"只丢不补"，我们就会觉得疲劳，运动能力也会下降。

所以这个时候，一般"丢什么、补什么"。单纯地补充水分，只会稀释我们体内已经下降的电解质含量，造成电解质失衡。

除了电解质，还要特别关注糖分

长时间高强度运动，体内会出现"糖原耗竭"的情况。什么是糖原耗竭？顾名思义，就是糖原用光了。运动的时候主要动用的热量就是糖原，它是碳水化合物在体内的储存形式，存在于肌肉、肝脏中。运动中，随着热量的持续消耗，肝糖原、肌糖原耗竭，血糖下降，我们的体能也开始逐渐地下降。

所以，这个时候应该补充糖分还有与汗液成分接近的电解质饮料。它可以帮助我们恢复运动能力、减少疲惫感，也可以避免脱水和中暑等。

如果运动量很小，没怎么出汗，正常喝水就行。如果进行低强度运动，比如快走、慢跑，出汗不多，喝水后可以再吃一根香蕉或者一个橙子，以补充流失的电解质。

运动时，喝水不要太急、喝太多，特别是冷饮，这会容易加重心脏和胃的负担。而且喝水过多运动时，水在胃中晃来晃去，还可能引起呕吐。

急于求快求成，获得的成功或者喜悦只有一瞬间。而如果我们静下心，循序渐进，在运动的过程中既不会伤害身体，情绪也会相对稳定。

焦虑时，可以试着暂时放空

在附近的公园或空地，放下全部思虑，感受周围的空气与环境，随意走走，赶走疲惫。善待自己的身体，按时吃饭，好好睡觉，在当下能做到这些已经很不容易了。追求自律是好事，但放松的心态才能让我们在人生漫漫长路上坚持下去。

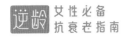

3.3 比起变瘦，运动其实让我们更健康

运动真的会让我们变瘦吗

人类学家赫尔曼持续研究对比了坦桑尼亚当地以打猎和采集植物为生的哈扎人和欧洲人热量消耗的差别[24]。

在哈扎人的日常生活里，男人外出打猎，追逐和猎杀动物，爬树寻找野生蜂蜜；女人寻找植物，挖树茎、找浆果。哈扎人肥胖患病率非常低（＜5%），也基本没有现代人常见的代谢疾病以及心血管疾病。

但和我们想的不一样，每天超过100分钟中高等强度活动的哈扎人，并没有比欧洲人每天消耗更多的能量。这是为什么呢？

??······

**一天中，消耗机体热量
最多的活动是什么？**

不是每天走的一万步，也不是在健身房挥洒的汗水，而是我们身体内数以亿计的细胞默默工作，24小时不间断地维持呼吸、心跳、血压、体温等所消耗的热量。对于普通成年人，机体消耗的基础代谢热量占了60%，而其他活动只占了身体热量消耗的10%~30%。

拼命运动1小时，或许还抵不上一杯奶茶的热量。所以最好的减肥方式应该以控制进食为核心，以运动为补充。

食物种类	所含热量 （单位：卡）	消耗所需的 走路时间 （单位：分钟）	消耗所需的 跑步时间 （单位：分钟）
含糖饮料 （330 毫升）	138	26	13
巧克力棒	229	42	22
三明治 （鸡肉和培根）	445	82	42
摩卡咖啡（中杯）	290	53	28

能量补偿机制

你有没有这种感觉，平时下班回家走路、爬楼梯没问题，可是健身后回家就只想坐车或者坐电梯？当运动太累的时候，是不是连抖腿的动作都没有了？芝加哥洛约拉大学的运动生理学家劳拉说："当我们给身体更多压力的时候，就会触发补偿机制，补偿多少，取决于你强迫自己去运动的程度。"

人类在千百万年的进化中，身体已经学会了更好地保存能量。就像前面提到的那个研究，哈扎人在不打猎的时候，就会休息，弥补劳动时消耗的能量，而这也会降低他们整体的能量消耗。

那我们还有运动的必要吗？当然有，因为运动会让我们由内而外地年轻！

首先，运动会使我们的身体，包括血管更加年轻。刊登在《美国心脏病学会杂志》的一项研究，对比了138名第一次参加马拉松的跑者进行训练前后的健康状态。在研究前跑者每周跑步不超过2个小时，经过6个月循序渐进的训练（每周跑3次，共跑14~20千米），结果显示他们的血压和主动脉僵硬程度都有所降低，相当于血管年轻了4岁[25]。

其次，很多研究都证明了运动会促进大脑内啡肽的分泌，对低落、抑郁等负面情绪有一定改善效果。长期坚持运动的朋友都会有这样的感觉，运动能够让自己的心态保持年轻。

最后，2022年刊登在《美国医学会杂志》的一项基于超过10万人的数据研究分析结果显示，久坐超过8小时，死亡率和心血管疾病的风险会大幅增加，而每天运动半小时可以抵消部分的风险[26]。

所以，世界卫生组织在《关于身体活动和久坐行为指南（2020）》中建议，成年人每周应进行中强度运动150~300分钟，高强度运动75~100分钟。

如果已经超重，光靠锻炼是瘦不下来的。在减肥这件事情上，没有热量差，什么都白搭。

越是极端的饮食方法，反弹得越快	按时吃饭，多吃新鲜、多样化的食物，不同食物可以给身体带来不同益处。
别想着欺骗身体	经过这么多年的进化，我们对身体玩的一些小花招，其实很容易被它识破。一大盘蔬菜确实会让我们在物理上吃撑，但很快又会觉得饿。

身体是时时刻刻需要燃烧热量的，热量不够，血糖下降，身体就会通过激素告诉大脑有低血糖风险了，于是我们开始觉得饿，更容易被一些高热量的零食吸引，反而吃得更多。

别把身体当作仇人 ┊ 别再拼命地饿自己，或者不顾身体地拼命运动。让我们静下来，感知身体的需求，聆听身体的声音，它会帮你自然地达到想要的体重。

3.4 提高新陈代谢真的好吗，会不会老得更快

有些人主观上认为，喜欢运动的人老得更快，于是产生这样的疑问：提高基础代谢率到底好不好？会不会加速衰老的步伐，寿命也变短呢？就好比一辆车如果经常踩油门让它跑得更快，那么发动机寿命会有所减短。

实际上，人体与机械不同，这主要体现在以下两个方面。

 虽然都是磨损，但是生物有自己的修复和恢复过程。就拿车来举例，虽然经常加速确实会减少其使用时间，但是如果经常进行保养，比如换个零部件、加些机油，比起放在那里一直不用，反而会跑得更好，寿命更长。

适者生存

生物体内的细胞遵循适者生存。新陈代谢存在于人体的每个细胞中，比如健身时，肌纤维在轻微的损伤中，修复得更加强壮。其实在细胞内同样存在着优胜劣汰的机制，线粒体与代谢息息相关。在代谢率高的情况下，只有效率高的线粒体能满足身体要求，所以它们不易被淘汰，会优先进行复制。这样高质量的线粒体才不会因泄露太多自由基而加速人体衰老。

自由基是什么？

细胞内大约90%的氧被线粒体所消耗，它们大部分被电子传递链还原为水，小部分被电子传递链中流出来的电子单价还原，形成超氧阴离子（自由基）。因此，线粒体是体内氧自由基的主要来源，而自由基导致的氧化反应是衰老的原因之一。而运动的人有高质量的线粒体，泄露出来的自由基减少，这也解释了为什么运动的人消耗得越多、新陈代谢越快反而老化得慢。

有些研究者认为"肥胖就是衰老"

肥胖会损耗细胞端粒的长度，逼迫细胞进入衰老状态，而且这些细胞还会反过来导致代谢问题，引发肥胖，从而进入恶性循环。

人体就是如此神奇，我们体内的分子一直在持续不断地改变它们的形状，自我更新、重新排列，构建新物质或者使用热量。古文《孟子·告子下》里从一个人的发展和一个国家的兴亡两个不同的角度论证了忧患则生、安乐则亡的道理，即忧患可以激励人奋发有为，磨难可以促使人有新成就。

其实人体也一样，无论是间歇性断食还是七成饱、不摄入过多蛋白质甚至是运动，都是在模拟一种"忧患"的状态，就像前文提到的"反脆弱"。

敲重点 ┊ 我们无法阻挡变老的步伐，却可以控制衰退的过程。对于衰老，我们能做的最糟糕的事情就是从来不"气喘吁吁"。

当开始出汗，我们疲惫的身体、混乱的大脑和低落的心情，都会"转阴为晴"。运动是回报率最高，更不会后悔的投资。

4

心态和减压

4.1 美人有一张没有被生活"欺负"过的脸

不知道大家有没有听过这句话：美人有一张没有被生活"欺负"过的脸。

其实这句话也许就是美人能够长期保鲜的一个秘诀。过多的压力会导致体内自由基增多，其产物可以直接降解皮肤的"弹簧"——胶原蛋白、弹性蛋白，导致我们的脸上出现了第一道细纹。

当胶原蛋白断裂，弹性纤维失去活力的时候，静态皱纹就出现了，即那些你不做表情的时候也能看到的皱纹。

> 压力会让我们不由自主地"愁眉苦脸"，引起动力性皱纹。

动力性皱纹早期可能只在面部肌肉运动的时候出现，但随着时间的推移，就像一张纸被反复地揉碎抚平，最终在脸上留下再也抚不平的褶子。

压力管理，是抗衰老路上的重要一环

其实大家不用太紧张，压力本来是我们的朋友，适度的压力才让我们在进化的过程中得以生存到今天。无论是过去祖先面对野生动物，还是现在我们面对上司、作业或 PPT 汇报——压力使血压升高、血液循环加快，让我们有更多的能量去面对即将到来的"危险"。

有些人面对压力可以变得更加高效，而有些人则会被压力"压垮"。

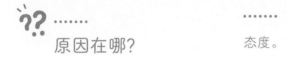

原因在哪？　　　　　　态度。

健康心理学家凯利·麦格尼格尔（Kelly McGonigal）在她的研究中指出，压力只有在你相信它将产生负面健康影响的情况下才会对你有害。

换句话说，虽然我们很难改变生活中的压力，但可以改变自己的态度。当身体把压力当作可以控制的挑战而不是无法战胜的威胁时，我们的生活会因为压力而更加高效、健康。

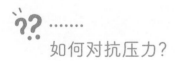

如何对抗压力？

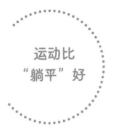

运动比"躺平"好

当我们经历慢性压力时，经常感觉精力耗尽，整个身体被掏空，这个时候躺下休息或者坐着不动，身体虽然放松了，思维却像脱缰的野马，反而更容易失眠，变得更焦虑。

这种情况下，运动就可以帮你打破这个闭环。运动可以促进大脑内啡肽的分泌，想想大汗淋漓后的成就感和平静感。不仅跑步、爬山这些会出汗的运动，瑜伽、太极拳等也可以提高体内啡肽的分泌量，改善情绪状态。

停止无休止的"精神内耗"

关于"精神内耗"，心理学上有这样的解释：在日常生活中，接受外部管理的时候，每个人都是需要自我管理的，无论是服从外部管理还是自我管理，都会毫无疑问地消耗我们的能量和精神。如果一个人的"心理资源"和"精神储备"不足，就会对外在的刺激感到枯燥、无助、厌烦或迷茫。

如果一个人长期陷入心理上的混乱和无序，就会严重消耗"心理资源"和"精神储备"，无法有效地自我管理，对工作或学习开始拖延，质量下降甚至无法开展任何活动。这种因为心理原因和精神挣扎带给我们生活中的负面影响，就是"精神内耗"。

心理资源包括注意力、记忆力、自控力和判断力等，都是有限、可被消耗的。当我们将资源用于大脑内部看不见的自我战斗时，那些原本用于面对挑战、解决问题的身心资源将会变得匮乏，最后将导致疲劳、麻木、注意力分散、反应迟钝等问题。

解决"精神内耗"，最重要的一个方法就是"正念"。正念可以帮助我们减少压力和情绪困扰，它不对焦虑产生评价，只是接纳这种情绪。每个人都有情绪，焦虑不安、生气、开心……而每一种情绪对我们而言也都是不可或缺的，比如"人无远虑，必有近忧"，焦虑可以提示我们要对未来可能发生的事做好准备。换个角度看焦虑情绪，是不是就不一样了？

正念并不难，关键只有三步：
当下、觉察、接纳。

1　当下

我们内心的痛苦，一般是源于过去或者是未雨绸缪的。这种痛苦不是事情本身所带来的，而是源于你自己的感受，一遍又一遍地折磨着你。

下面我们来进行一次正念练习，就在当下，就在你看这本书的时候。

轻松地坐在椅子上或者躺着。现在，什么都不要想，抛弃脑子里的工作学习和一些琐事，只专注于自己的一呼一吸，不用特意调整自己的呼吸，让呼吸按照现在的样子就好。感觉自己当下的呼吸，均匀又悠长，当你放松下来的时候，就可以开始觉察了。先感觉自己的左脚掌，并把注意力放在左脚掌上，体会其与地面接触的感觉。你可能会感觉脚掌有些地方很凉，有些地方发麻或者什么感觉都没有，这都很正常，并不需要去改变自己的觉察，只是静静地感受。你可以对它说声"谢谢"，感谢它一直以来默默地支撑。

如果你准备好了，就可以开始感受右脚掌、左脚踝、右脚踝，直到大腿、臀部、手臂、脖子、头部……

放下手机，来一次身体扫描。这么多年来，它们一直默默无闻发挥自己的作用。现在正是一个机会，你可以好好感受它们，觉察到它们并说声"谢谢"。

2　觉察

正念的形式虽然各种各样，但是要点都是一样的。

敲重点　觉察，可以是呼吸、情绪，也可以是身体感觉。这里的觉察是不带任何主观因素的，尽可能不受自己的意见、想法所牵制。

我们现在只是带着这种觉察观察身体，当我们将正念带入生活后，会惊讶地发现原来我们总是不断地对事物分类并贴上标签。评价某些人、事物是"好的"，仅是因为对他们感到愉悦；抱怨某些人、事物是"不好的"，是因为对他们的感觉不好。

如果想要找到一种更有效的方式来面对生活中的种种压力，第一要务就是培养能觉察这种自动评价的习惯。如此，我们才能看穿自己的偏见与恐惧，也能看到它们是如何支配我们的，之后才能从中释放自己。

比如，在上述的练习中，当你心中升起"这真无聊""这根本没用"的想法时，首先要明白这些都是评价性的想法；其次提醒自己先搁置这些评价，单纯地观察心中所浮现的一切；然后继续全心全意地觉察呼吸。

3 接纳

不管觉察到什么，比如是不是跑神或打瞌睡，是不是不开心，我们都要学会去接纳。如果头疼，就接受自己头疼；如果焦虑，就接受自己的焦虑。日常生活中，我们其实消耗了很多能量来否认或抗拒已经发生的事实，因为我们总希望事情能依照自己想要的方式进行，但这只会制造更多的紧张与压力。

接纳并不表示必须对现况满意或只能顺从容忍。它单纯代表着你愿意看到人、事物的真实样貌。无论生活中发生什么事情，你都不会被自己的评价、恐惧或偏见所障蔽。对于所感受到的一切，都抱持涵容与开放的态度。

我们避免不了生活中的压力，但可以选择自己的解压方式，比如运动、冥想。某些时候，我们突然就窥见了生活的真谛，明知时间不能停驻，但还是想要对抗它；明知生活就是在荆棘丛里寻找寥寥的宝石，但仍然热烈地活着。

提高行动力

稻盛和夫曾说："总为已经发生的失败而悔恨烦恼，毫无意义。"着手于原来觉得困难的事情，是培养自信心的重要锻炼机会。我们常说"万事开头难"，其实并不是事情本身难，而是因为我们陷入了无意义的自我怀疑。当我们能处理好不想做的事情或者原来认为比较难的事情，后面再接手相似的工作或任务就会有信心。尤其是专注做事情后，就会发现没有更多的精力可以内耗了。

学会给自己制订计划，并试着哪怕坚持一次自己的计划。就算不能百分百或超额完成，完成八成也是进步。

遇到问题就尽力去解决，不担心结果。如果不成功，就坦然接受结果。生活里时刻都有挑战，挑战本身不会带来痛苦，但无休止地折磨自己，不断内耗才是痛苦的根源。

4.2 亲密关系有助于健康

让女性保持年轻的"4大单品"

心态、睡眠、运动和高质量伴侣。杜克大学的一项研究指出：亲密伴侣间糟糕的关系会加速衰老[27]。在感情生活中，能主动表达爱意和亲密接触的女性朋友并不多。她们可能会在网络上查找有关恋爱学的资料，但实操性却不强；有的人是因为害羞；也有的人是确实不太会。

以怎样和伴侣接吻为例，就把很多人都难倒了。

?? ……
是男性主动还是自己先释放亲密信号？

?? ……
闭着眼睛好还是看着对方？

嘴唇有很多敏感的神经末梢，轻微触碰就能引起微妙的身体反应。

首先，接吻前要先注意自己的口气问题。如果你刚食用刺激性的食物，可以通过吃口香糖、喷清新剂净化口气。

其次，保持嘴唇的柔软和湿度也很重要，干巴巴和起皮的嘴唇，会让人降低接吻好感。

最后到了实战篇，接吻依据两人的亲密程度，可以分阶段进行。

 ### 初级阶段，浪漫式轻吻

不要着急，闭上眼睛一点点吻下去，用温暖湿润的唇部上下摩擦。可以给对方掌握主动权的空间。接吻的场合也不需要固定，保持新鲜感很重要。

 ### 中级阶段，挑逗式接吻

关系到位，感情也熟了，彼此之间可以开始互相探索和掌握。试着在亲吻对方的时候，突然中断，挑逗一下对方的其他身体部位。

 ### 殿堂级阶段，浪漫式舌吻

舌吻是典型的法式热吻。

闭上眼睛，享受简单、诚实的快乐，会有一种无以替代的甜蜜感。

?? ········

人类为什么要
接吻？

········

因为接吻也是一种沟通，那些不知从何
说起的秘密，就藏在身体语言中。所以，
通过接吻流入对方的心里，胜过千言
万语。

4.3 享受孤独带给我们的每一个自我增值过程

每个人都渴望与他人建立亲密的联结，但如果暂时还是独自一个人也
不用焦虑，享受孤独及其带给我们的每一个自我增值过程。相信每个人都
体验过孤独，甚至还有人将孤独排了等级。

孤独等级表	
第一级	一个人去逛超市
第二级	一个人去吃餐厅
第三级	一个人去咖啡厅
第四级	一个人去看电影
第五级	一个人去吃火锅
第六级	一个人去KTV
第七级	一个人去看海
第八级	一个人去游乐园
第九级	一个人搬家
第十级	一个人去做手术

我一个人在国外读书的时候，曾发过高烧，夜里撑起来给自己倒水吃药；也曾用最原始的方法，在陌生小区找房子，一个个打电话问情况。正是这些咬牙坚持的独处经历，才给予了我坚毅的铠甲。

"生命从来不曾离开过孤独而独立存在。无论是我们出生、成长、相爱，还是我们成功失败，直到最后的最后，孤独都犹如影子一样存在于生命的一隅。"如何与孤独相处，是做敌人还是朋友，更取决于我们自己。

下面给经常独处的朋友们几点建议。

接受孤独

这一点很重要，因为如果你始终带着委屈和孤独感，只会把自己逼到更惨的绝境。

人生本就很孤独，不管是有伴侣或者单身，接受自己孤独的状态，是我们一生的必修课。

享受每一个自我增值的过程

独处有意义吗？我觉得独处其实非常考验一个人的意志力。

现在只要我们稍不注意，时间就不知不觉地在刷短视频、刷剧、打游戏中溜走。想做的事情总是没有时间去做，待办事项永远挤满了笔记本。而这正是如今大多数人的生活状态，不会管理时间、拖延，总有处理不完的事情、实现不了的愿望，久而久之就会迷失方向，失去前进的动力，甚至最终碌碌无为。

我们总希望时间能够走得慢一些，我们能够老得慢一些，但换个思路，如果我们能管理好时间，在有限的时间里用书籍、运动、经历去充实自己，这些就能成为我们这一生中抵抗时间的底气。

你怎样过一天，就怎样过一生。如何管理好自己的时间？下面这几个问题说的是你吗？

杂乱无序
vs
要事优先

我见过太多"瞎忙族"做事没有头绪，手头的工作还没结束，又切换到另一件事。下班时才发现，真正完成的事一件也没有。而追求效率的人会提前把这一天的事项按重要、紧急程度划分和排序，将最佳的状态安排给最重要的事情。

以忙为"荣"
vs
结果导向

"我很忙""今天又要加班了"是很多"瞎忙族"的经典口头禅，视忙碌为炫耀的资本，以公司为家，加班为"荣"，却将做事效率低下显露无遗。追究效率的人把忙碌当作常态，以结果为目标导向，证明自己的实力。

犹豫不敢拒绝

vs

敢于说"不"

事事犹豫不敢拒绝，将别人交给你的工作统统揽过来，接踵而来的烦恼也就来了。最坏的结果是自己分内的事情都没做好，帮别人做的事也没完成，领导、同事两头都不讨好。追究效率的人能够"当机立断"，分清主次，在时间允许的情况下再帮助别人，而不是一味做"老好人"。明确瞎忙和高效的区别，帮助我们做应该做、能够做和喜欢做的事情。

关于时间管理，我想给大家分享几个我自己的小妙招。

- 不要害怕，对于你觉得是浪费自己生命的事情，可以说"不"！

- 学会把大的目标和项目分解成一个个小的具体行动步骤。

- 每周末使用手机日历或者纸质笔记本安排好下周需要完成的任务。

- 每晚睡前安排3件明天最重要的事情，第二天先集中精力做完这3件事情。

- 训练自己的注意力，避免碎片化时间，每天安排一个时间段，比如清晨，远离手机和琐碎的事情，集中精力把当天最重要、最难的事情先做完。

- 一次处理好一件事情，做完一件事，再去做下一件，避免在反反复复中浪费时间，筋疲力尽。专注，是克服拖延症、实现高效时间管理的最佳方式。

- 给睡眠时间定个闹钟，尽量保证睡眠时间达到7小时以上。

生活是自己的，独处时光自有清欢。在一个人的世界里，学会把时间安排好，学会去丰富自己、感受生活本身的自在从容，这可以让我们找回自己内在的力量，回归自我，回到最本真的生活。这种我们看不见的力量，等同于"吸引力"，我们每个人都在自己的"磁场"中，而这个领域相关的人、事、物则会被它吸引而来。我们和谁在一起，其实只是我们自身特性的一个反映。

当你不在乎外界看法，才能强大；当你不害怕孤单，才能宁缺毋滥；当你变好，就会遇到更好的。

4.4 女性经济独立，幸福指数才会高

心理学家荣格认为，每个人都可以拥有两次人生，第一次是活给别人看的，第二次是活给自己的。第二次人生，通常是从40岁开始的。40岁前，我们成长，和不同的人打交道，组建家庭，面对生活的种种考验，很难获得自由，实现自己想要的人生。

40岁后，工作和生活相对稳定，我们可能会攀登高峰，创造自己想要的人生；可能会增加自己在工作上的不可替代性，实现经济独立和财富自由。

2019年的一项针对女性生活幸福感的研究显示：经济独立女性比经济不独立女性的婚后生活幸福感高；当女性从经济不独立转变为经济独立时，幸福感会提高。分析其中的原因，研究指出："经济独立会通过影响女性生活质量、家庭话语权以及夫妻双方感情等因素进而显著影响女性婚后生活幸福感。"[28]不管在什么时候，经济独立才是一个人最大的底气。

如果要给年轻女孩一些建议，我想第一条就是好好爱自己。德国作家尼娜曾在《爱自己》一书写道："你要过一种清醒的生活或是想变得幸福，你必须得爱自己。"爱自己，可以自私一点，为自己而活。我们是女儿、妻子、母亲，同样也是独立的个体，不能辜负这珍贵而短暂的生命旅程。

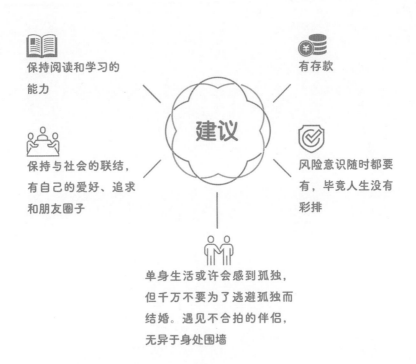

保持阅读和学习的能力

有存款

建议

保持与社会的联结，有自己的爱好、追求和朋友圈子

风险意识随时都要有，毕竟人生没有彩排

单身生活或许会感到孤独，但千万不要为了逃避孤独而结婚。遇见不合拍的伴侣，无异于身处围墙

PART 3

抗衰老金字塔……

护肤篇

前一章我们聊了抗衰老金字塔的内调部分，涉及生活最基础的睡眠、饮食、运动以及心态四个环节。这一章，我们将进入抗衰老金字塔的护肤篇。

我经常被问以下这些问题

"为什么我洗脸很勤，还是会感觉油，总长闭口粉刺和痤疮？"

"好不容易咬咬牙买了很贵的护肤品，但用完感觉皮肤反而变差了？"

"为什么别人用了都说好的护肤品，我用了反而长痘或者过敏？"

单独来看，这些问题似乎每个都不同，但其实它们背后的原因都是同一个：很多人其实根本不知道怎么科学护肤。

考考你

虽然每天都洗脸、擦护肤品，甚至有时候还敷面膜，但你真的了解自己的肤质吗？

在购买护肤品的时候，你是会跟着网红博主的推荐买，还是会先鉴别这款产品适不适合自己？

如果要让你针对自己目前的皮肤状态制订一个护肤计划，你知道从哪里入手吗？

其实，无论护肤的诉求是什么，基础都是清洁、保湿、防晒，做好了这3步，护肤的工作也就完成了一大半。

接下来，我们就说说护肤基础三要素：清洁、保湿、防晒。

1

基础护肤三要素：清洁、保湿、防晒

1.1 清洁

?? ········

提到清洁，你可能觉得"谁还不会洗脸？我把脸洗干净了，清洁不就做到位了吗？"

确实，我们平时清洁的目的是洗掉本不属于皮肤的残留物和皮肤代谢产物，如汗液、多余的油脂、代谢掉的角质细胞。

如果洗完脸后觉得脸紧绷绷的，那是皮脂膜被过度去除了，这个时候，皮肤就会加速失水，出现干痒、紧绷的感觉，外界刺激也会更加容易影响皮肤，造成敏感。

皮脂膜由皮脂腺分泌出的皮脂、汗腺分泌的汗液及角质细胞崩解产生的脂质在皮肤角质层表面乳化形成一层透明的薄膜，就像是一层防护膜，可以减少皮肤表面水分蒸发，同时也可以阻隔外界的刺激物侵入皮肤，为皮肤提供天然的屏障保护。

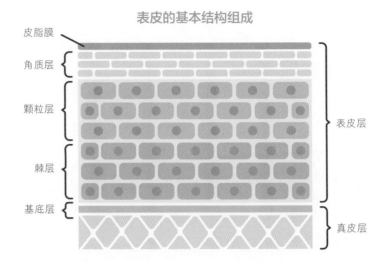

表皮的基本结构组成

皮脂膜

角质层

颗粒层

棘层

基底层

表皮层

真皮层

皮脂膜并非一层均匀一致的膜，而是由不同形状与大小的脂滴及脂带构成的膜，随皮肤角质层的新陈代谢不断脱落和再生。

在皮脂膜的下面是由角质形成细胞、角蛋白和脂质形成的结构，称作"砖墙"结构。**"砖墙"结构和皮脂膜构成了狭义上常常说的皮肤屏障。**

平时只要**皮肤的皮脂膜、角质层认真工作，就可以很好地留存住水分**。但当外界环境或者皮肤情况出现变化，比如天气干燥寒冷，皮脂分泌会明显减少，皮脂膜形成的速度也会变慢。所以进入秋冬季节时，我们常常会觉得皮肤干，特别是嘴唇。

唇部缺乏皮脂腺，天生就缺少皮脂的滋润保护，无法锁住水分，天气一旦干燥就容易变干和皲裂。这时候如果舔嘴唇，嘴唇会短暂湿润，但如果不涂带油脂的润唇膏，会马上恢复干燥状态。

同理，当脸特别干时，敷面膜就觉得皮肤水嫩嫩的，这时皮肤角质层在短时间内吸饱了水，但这种状态维持不了太长时间，如果后续不涂乳液或面霜，过不了多久，会觉得脸更干，这些无不体现了皮脂膜的重要性。

脸要洗干净，但是千万不要洗得太干净

不少长痤疮的人总觉得自己的皮肤油，总想着如何更加"强力"清洁，结果皮肤屏障功能被破坏，越洗越油，痤疮越发严重。除了先天因素，皮肤出现敏感干燥、红血丝等情况，常常和不恰当清洁、去角质等脱不了干系。

除此之外，皮肤失去了皮脂膜的滋润，也会容易产生细纹，加速老化。有一项研究，通过对58名20~90岁的人体皮肤样本进行分析发现：皮脂腺的密度可能是预防皱纹加深的关键因素之一[29]。换句话说，我们面部的这些油脂就是皮肤最珍贵的天然护肤品，能够滋养皮肤，延缓衰老。

很多人都习惯于早晚洗脸，一天洗2次。晚上睡觉前洗脸可以去除皮肤上的化妆品、污垢和汗液，是很必要的。

但是对于干性皮肤来讲，皮脂腺分泌较为匮乏，每天早上用洁面产品洗脸可能会让皮肤更加干燥，所以，干性皮肤早晨用温水冲洗即可，之后再根据自己皮肤的情况，选择合适的保湿产品，防止皮肤紧绷或者起皮。

水温也是有讲究的

如果是干性皮肤，就不要用太热的水，因为热水去油的能力更强，会让皮肤变得更干燥。特别是冬天，有些人喜欢用很热的水洗澡，洗完可能就会觉得全身干燥，如果不涂保湿乳液，不一会儿就会觉得皮肤瘙痒。

也有不少人用冷热水交替洗脸，认为可以改善皮肤微循环、缩小毛孔。但事实上，冷热水交替主要影响的是脸上的血管，容易导致皮肤变得敏感。偏油的皮肤和敏感肌，记得用温水，也就是和脸部差不多温度的水洗脸，太冷或太热都是一种刺激，会加重敏感！

脸是自己的，
请温柔一点对待。

1.2 保湿

1.2.1 皮肤不是"海绵"

"渗透性屏障" ⋯⋯ 我们的皮肤作为身体最大的器官，并不是像海绵那样用来吸水的，而是作为人体最大的保护屏障，比如渗透性屏障：防止体内的水分和电解质过量流失，保障体内环境稳态。

要知道，身体的水分会不断地通过皮肤流失，就算不出汗，体重50千克的人24小时会通过皮肤向外蒸发600～800毫升的水分，而我们涂的护肤品，被吸收进皮肤只有20～30毫升。

水分流失的速度在不同外界环境、不同身体状态下是不一样的。经皮水分流失（Transepidermal Water Loss, TEWL）指的是水分从真皮层经表皮层，在单位时间内流失水分的速度。

国际上，通常使用产品前后TEWL值的变化来评估化妆品或者化妆品原料对皮肤屏障功能的改善。皮肤的屏障功能越好，单位时间流失的水分就越少，TEWL的数值就越低，反之亦然[30]。

在日常生活中，紫外线、空气污染、干燥、寒冷等环境因素都会影响皮肤屏障功能，而年龄也是影响皮肤屏障功能的重要因素之一。年轻时，皮肤有密集的胶原蛋白支撑，可以将皮肤填充起来，显得饱满。但随着年龄的增长，胶原蛋白的生成会减少而变得稀薄和松散，真皮毛细血管内的血流量逐渐减少，营养物质不能有效滋养表皮细胞，从而细胞更新速度减缓、表皮的屏障功能降低，导致水分流失和皮肤干燥。

如果再碰上一些"作"的行为，比如去角质、过度清洁、使用刺激性或者不适合自己的护肤品等导致皮肤屏障功能受损，细胞连接松散、细胞间紧密连接能力变弱，这个时候不但皮肤水分会加速丢失，对外界刺激也会变得更为敏感，出现皮肤变干，常常还会伴有红血丝、皮肤瘙痒等表现。

所以，保湿效果的关键在于皮肤屏障功能是否完整。

"补水"和"保湿"是两个概念

如果把皮肤比喻成一个水库，我们往水库里倒水，就类似于给皮肤补水。可以看看自己的护肤品里，有没有甘油、尿素、丙二醇、海藻糖等这几个常见的吸湿剂。这些成分有增加角质层水分含量的效果，相当于"补水"。

但如果只往水库里倒水，但不给水库盖上盖子，水分就会不断蒸发。很多时候你觉得脸干，并不是因为水分不够，而是因为盖子盖不紧，留不住水分。这时候，就需要油脂类含量高的封闭剂成分来锁住水分，这才是真正的"保湿"。

1.2.2 保湿护肤品的思路——模拟皮肤的天然保湿系统

其实大部分保湿护肤品的配方都是模拟我们皮肤的天然保湿系统，以吸湿剂、封闭剂和润肤剂三种成分为主，再配合乳化剂、防腐剂、螯合剂和香料等辅助成分。

吸湿剂	吸湿剂是亲水性的低分子物，可以通过促进水分由真皮进入表皮和角质层，或者是从外界潮湿的环境中吸收水分来提高表皮的水合程度，大部分时候是从真皮而非环境中吸收水分。重要的吸湿剂包括甘油、蜂蜜、乳酸钠、尿素、丙二醇、透明质酸及蛋白质等。
封闭剂	它们能在皮表形成疏水屏障，减少TEWL。常见的封闭剂包括石蜡油、矿物油、角鲨烷、可可脂、羊毛脂、蜂蜡等。
润肤剂	主要指一些脂肪和油类，比如硬脂酸、亚麻酸、亚油酸，它们可以改变皮肤的通透性，增强皮肤弹性、水合程度等。

有一点需要特别指出，对于一个产品，我们不能只看单独的某个成分来判断这个产品好不好。这几年掀起了一股"成分党"的热潮，许多人学会了看成分表，也更加注重成分表里的原料，一些品牌为了满足"成分党"的需求推出各种"原料桶"，似乎只要把更高浓度的原料堆上去，就会有效果。而结果

却是：不但没有达到想要的效果，还出现了皮肤不耐受甚至过敏等。看护肤品的配方，不能只纠结单一的成分，而是要看配方的逻辑、成分的搭配等。

当然，更关键的是对自己的皮肤有一定的了解。比如油性皮肤本身就有一层保护和滋养的油膜，所以并不需要太复杂的护肤成分来给皮肤增加负担，洁面后，使用爽肤水再配合精华，不再需要面霜等护肤品，有时候基本的护肤就够了。

护肤是一门科学　　多了解一点理论知识能够让我们少走很多弯路，也能为我们省下不少钱。

护肤是一件很简单、很自然的事情，并不需要花太多时间和金钱。最关键的一点，你要了解自己的皮肤。它有自己的秉性、脾气，所以要对它保持敏感，不要麻木忽视。面对不同的天气、日晒和干湿环境，还有内分泌和神经压力的变化，皮肤都会产生自发的应激反应。

温和地对待我们的皮肤，疲劳了让它休息，干燥了给它补水、补油，脏了要及时清洁，时刻照顾它，它才能够光彩照人。

1.3 防晒

紫外线不但会让我们晒黑，也会让我们晒老，但它对合成维生素D、减少骨质疏松的发生等都有重要作用。我们很难做到时时刻刻都涂着防晒霜，那平时还有没有其他好方法来对付紫外线呢？

1.3.1 防晒"6S"法则

如果你没有每天都防晒的习惯，建议从今天开始培养，毕竟紫外线会给皮肤带来色素沉淀、皱纹、炎症、敏感等损伤，甚至还可能导致皮肤癌。

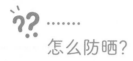

怎么防晒？

选对
防晒霜

一款好的防晒霜，需要具备的最基本能力是——防护长波紫外线（UVA）和中波紫外线（UVB）。UVA和UVB是两种不同波长的紫外线。而UVA是造成皮肤皱纹、光老化的元凶，UVB是造成皮肤晒红、晒伤的元凶。

UVA指数是相对恒定的，所以一年四季，无论是冬天还是夏天，都要做好防晒。秋冬可以选择防晒指数（SPF、PA）低一点的防晒，一般来

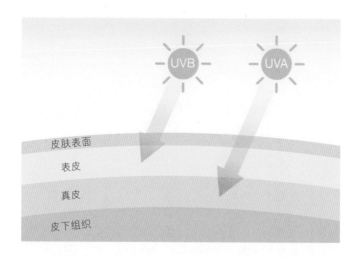

说，日常通勤使用SPF15及以上的防晒霜，户外运动可以选择SPF30及以
上的防晒霜。SPF主要代表防护UVB的能力，PA则代表防护UVA的能力。

阴天或树荫下的室外活动，
选择 SPF15~25/PA+~ ++

直接在阳光下活动，选择
SPF25~30+/PA++~+++

高强度 UV：雪山、海滩、
高原等环境，或春末、夏
季阳光下活动，选择
SPF50+/PA++++

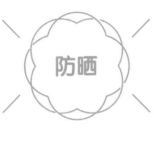

防晒

如涉及容易出汗或水下
的活动，应选择防水抗
汗类产品

防晒霜和一般的护肤品不一样，我们并不希望皮肤吸收防晒霜的成
分，而是希望它能够在皮肤表层形成一层均匀、稳定的防护膜，阻隔紫外
线进入皮肤内部。如果防晒剂被皮肤吸收，反而会造成健康隐患。

**别盲目追求
防晒值**

防晒值不是越高越好，特别是对儿童、敏感肌而
言，皮肤刺激反应的程度有时会随着防晒值的增
加而有加重的趋势。

敏感肌就像一个房间没有了墙和窗户，所以容易受到紫外线的刺激。
如果想从根源上解决敏感肌的晒黑、晒老，需要做到修防兼备，不仅是防
晒，还要修护皮肤的屏障。

涂防晒霜需要足量才能起效果。一般来说，每次需1元硬币大小的用

量；如果一直在户外，最好以2小时为间隔补涂防晒霜，而且不只是脸，裸露在太阳下的其他皮肤，比如脖子、手，也不要忘记！

涂防晒霜，只是防晒大作战的其中一个环节。毕竟，防晒霜只有薄薄一层，涂抹的量、涂抹的时间、出汗等，都会影响防晒霜的防护力。

防晒"6S"法则 : 这6个"S"对应着防晒的6个关键点：遮阳处、遮阳帽、太阳镜、长袖长裤、防晒霜和喝水。

敲重点 : 我们日常穿着的普通长袖长裤，虽然也能起到遮挡部分紫外线的效果，但如果在炎热的夏天或者紫外线强烈的地方长时间户外活动，最好选择专业的防晒衣和防晒伞。

研究显示

即使正确使用防晒霜也只能阻挡 55% 的由紫外线照射产生的自由基。而联合维生素 C 后，其作为抗氧化剂，通过"自我牺牲"可以清除自由基，发挥光保护作用。在实验室条件下，外用 10% 的维生素 C 后，UVB 诱导的红斑减少了 52%，晒伤细胞减少了 40% ~ 60%[31]。

除了单独使用，维生素C和维生素E、阿魏酸等联合使用，可以产生更好的协同作用。所以，在早上的护肤品里面我会用一些抗氧化成分，达到紫外线防护效果。除了维生素C，现在还有很多优秀的抗氧化成分。其实这几年流行的"早C晚A"也是这个思路，我们在后面再详细聊这个问题。

需要注意的是，有时候虽然不是大晴天，气温也不高，但紫外线很强。

很多时候我们会忽视空气污染对皮肤的损害，但其实紫外线叠加空气污染会产生"1+1>2"的协同损伤，也更容易使皮肤产生炎症、色斑、皱纹、松弛等表现。所以出门前可以看下紫外线强度和空气质量指数，现在很多手机里的天气预告都会提供这些数据。

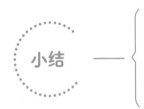

小结 —— 防晒很重要，但也不要有防晒焦虑。紫外线强的时候，戴好口罩和帽子这些"硬防晒"，涂抗氧化的护肤品，多补充一些"防晒食物"，可以一定程度上减少紫外线对皮肤的损伤。

1.3.2 食物也能"防晒"

很多研究都发现，食物也能够给皮肤提供"光保护"。主要是那些抗炎、抗氧化的食物，比如颜色鲜艳的蔬果，富含不饱和脂肪酸的深海鱼、亚麻籽、坚果，富含各种"酚"的绿茶、豆类、黑巧克力。

可以防晒的食物有哪些，要怎么吃？其实有一条可以参考的原则：天然新鲜的食物，特别是颜色鲜艳的食物。

**多吃深色的蔬菜、
五颜六色的水果。**

深色的蔬菜，富含类黄酮和类胡萝卜素（抗氧化剂），是很好的抗炎食物。

颜色鲜艳的新鲜水果富含具有抗氧化作用的多酚类物质，还有对肠道非常友好的膳食纤维。

1.4 防紫外线，也要防蓝光

> 其实大部分人都已经有防晒的意识了，而"蓝光"其实也是一个不容忽视的导致衰老的因素。

不知道大家有没有过这种体验，如果天天盯着电脑、手机看，脸上的斑会越来越明显，但如果休息一段时间不再总对着电脑或手机，脸上的斑就会淡一些。这其中的原因是什么呢？要解释这个，我们得从蓝光聊起。

先来看下图，在光谱上紧挨着紫外线（UV）的就是蓝光。蓝光是一种波长为380～500纳米的高能量可见光（HEV）。蓝光常出现在电脑屏幕、智能手机、荧光灯、白炽灯等发出的光线中。

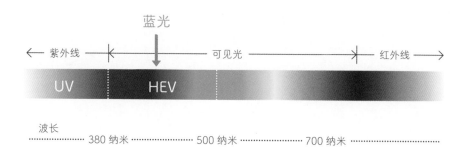

?? ·······

抗蓝光到底是不
是智商税？

·······

蓝光的危害超出
你想象。

科学家对比了可见光两端蓝光和红光对皮肤的影响，发现蓝光（415纳米）会对志愿者产生和照射剂量相关的色素沉着，照射剂量越大，色素沉着越明显，而且这种色素沉着比UVB更持久。这个研究还发现，蓝光对黄种人比对白种人的影响更大[32]。

**蓝光引起色素
沉着的机制**

一项研究表明，可能是和视蛋白3有关：蓝光照射到黑色素细胞的细胞膜上，作用于上面的视蛋白3，再通过一系列的信号传导，最终导致黑色素生成的增加[33]。另外，蓝光除了促进黑色素的生成，还会增加活性氧的产生。

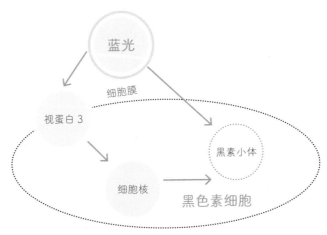

蓝光通过视蛋白3，
促进黑色素细胞里的黑素小体生成

蓝光除了对皮肤的直接影响，还常常通过睡眠间接影响我们的皮肤。

睡觉前，大脑里褪黑素的分泌会增加入睡的欲望，而灯光、手机屏幕等发出的蓝光会影响褪黑素的分泌。虽然任何一种光都可以抑制褪黑素的分泌，**但夜间蓝光的作用更强**。哈佛大学医学院的研究人员进行了一项实验，比较了曝露于同样亮度的蓝光和绿光 6.5 小时后的效果，发现蓝光抑制褪黑素的时间大约是绿光的2倍[34]。蓝光通过影响睡眠，**打乱皮肤的修复节律**。

> 光线对我们的影响是时时刻刻的。

当然，我们也不用草木皆兵。比如，有研究表明，晨光有助于治疗抑郁症，可以提高反应速度，让我们在一天中保持较好的状态。

敲重点　减少过量的人造蓝光，尽量避免长时间盯着电子屏幕一动不动，有条件的话，可以选择更为健康的光源，减少蓝光的累积伤害。

抗衰老，来自生活中的细节。

PART 4

进阶护肤：
针对性护理
如何做

1

抗衰老——
容易被忽视的"皮肤维稳"环节

清洁、保湿、防晒
做好了基础的清洁、保湿、防晒，护
肤的工作已经完成了一大半。那下一
个关键的环节是什么？

→

修复
是皮肤维稳——修复环节。

敏感肌人群越来越多，有的是因为不考虑皮肤耐受度就往脸上抹各种高浓度的果酸、维A酸等"猛药"；还有的是想要快点改善皮肤问题，往脸上叠加一层层的美白精华、抗衰老精华、祛痘精华等，造成皮肤屏障受损，导致脸部敏感泛红、刺痛、出现红血丝。

皮肤屏障如果受损，就相当于房间没有了外墙和窗户，皮肤面对伤害的防御力大幅下降，一点外界影响，比如紫外线、干燥、炎热等，就会伤害皮肤。

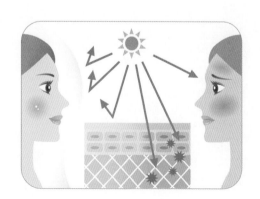

此时，皮肤需要耗费大量的精力来自我修复。可如果这时候还给皮肤继续上"猛药"，那么皮肤会在炎症和敏感中陷入恶性循环，反而更容易老化。

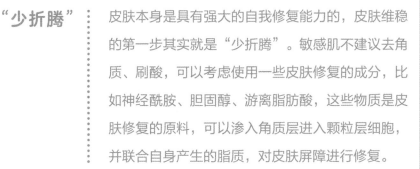

"少折腾" 皮肤本身是具有强大的自我修复能力的，皮肤维稳的第一步其实就是"少折腾"。敏感肌不建议去角质、刷酸，可以考虑使用一些皮肤修复的成分，比如神经酰胺、胆固醇、游离脂肪酸，这些物质是皮肤修复的原料，可以渗入角质层进入颗粒层细胞，并联合自身产生的脂质，对皮肤屏障进行修复。

这里有一个关键点，就是要利用好夜晚皮肤修复的黄金时间。抗衰老，我们要顺应皮肤自身的节律，才会事半功倍。

彼得·阿格雷（Peter Agre）教授在 2003 年因发现了我们表皮中的水通道蛋白，其能够调节皮肤的水分含量和经皮水分流失，而被授予了诺贝尔化学奖。在此基础上，有研究发现水通道蛋白具有节律性，它的表达量呈周期性变化，夜晚皮肤的水分流失速度会增加，经皮失水率会更高。而这也是晚霜比早霜含油量和含水量高的一个原因。

晚上吸收
率更高

皮肤在晚上吸收营养会更好，这与我们的血液有关。白天，我们思考、吃饭、运动，血液在大脑、肠胃、肌肉、心脏等部分停留时间比较长。而到了晚上，人体处于静息状态，血液自然会比较多地进入皮肤，从而把营养成分带入其中[35]。所以，在晚上使用合理的护肤品，吸收率会更高。

晚上角质
增生速度
更快

皮肤在晚上角质增生速度会比白天更快。为了加快角质代谢，晚上擦一些带有修复、重建性质的护肤品会比较好。这也是现在很火的"早C晚A"思路的一个基础。

"早C"

不仅指维生素C，也指那些可以高效清除自由基的成分。早上出门前，适当使用，可以让我们的皮肤做好防御和保护。

　　而到了晚上，主要是皮肤的重建和修复，"晚A"指的是视黄醇及其衍生物（维生素A类）。除此之外，烟酰胺（维生素B_3的衍生物）也经常被搭配使用。烟酰胺可以强化皮肤的屏障功能，提高皮肤对维生素A的耐受性，为皮肤迎接维生素A提供更好的环境，也就是现在不少人提的"晚A+B"。当然烟酰胺的作用并不仅仅是强化屏障，它在抑制黑色素转运、减少痤疮产生、抗衰老等诸多方面都有一定的作用，算是护肤领域很经典的成分了。

2

抗衰老成分大PK

 研究发现

成纤维细胞的激活可以导致胶原蛋白、弹性蛋白的产生增加 [7]，现在机制比较明确的可以刺激胶原蛋白生成的成分主要有3大类：**维生素A类（下文统称为"维A类"）、多肽、多糖**，它们就像武林中的不同门派，各有各的绝招。

我们先来整体对比一下这3种成分的差别。

	维A类	多肽	多糖
本质	维A类包括维生素A酸、维生素A醇、维生素A酯、维生素A醛（下文分别统称为"维A酸""维A醇""维A酯""维A醛"）。其中，真正对皮肤起功效作用的是维A酸，但其由于刺激性过大，已经明确规定不能用于日常的护肤品中。所以，护肤品中添加的是维A酸衍生物，其在进入皮肤内部后，最终还是会释放出维A酸发挥作用	多肽是具有一定序列的氨基酸通过酰胺键相连，2个氨基酸组成的叫二胜肽，3个氨基酸组成的叫三胜肽，以此类推，它也是蛋白质水解的中间产物	包括玻色因，鼠李糖等。玻色因是一种木糖衍生物，也叫作木糖苷

续表

	维 A 类	多肽	多糖
和胶原蛋白的关系	维 A 酸就像一个信使，当皮肤组织维 A 酸含量增高，相关的受体接收到信号，开始加速合成胶原蛋白。同时，维 A 酸还可以抑制基质金属蛋白酶（MMP），降低胶原蛋白的消耗	• 信号肽（比如五肽、六肽）：作为信号分子，刺激成纤维细胞产生更多的胶原蛋白、弹性蛋白和其他的基质蛋白 • 金属离子载体肽（比如三肽）：搭载了铜离子的蓝铜胜肽，可以促进皮肤的修复 • 神经递质阻断肽（比如六肽）：减少动力性面部皱纹，抑制眼角、嘴角周围的动态细纹	玻色因通过激活黏多糖的合成，可以促进 IV 型和 VII 型胶原蛋白的合成
主要功效	紧致、光洁皮肤，对抗细纹	不同的多肽有不同的功效，但主要是促进胶原蛋白合成，减少皱纹，紧致提升	促进皮肤合成透明质酸以及胶原蛋白，使皮肤紧致

2.1 抗衰老的"金标准"——维生素 A 大家族

如果把皮肤比作一扇门，大多数成分，只能停留于"门外"—皮肤表层，但有一种成分能直接通过这扇门，作用于皮肤细胞。这种成分就是维 A 酸。

维 A 酸对我们而言，就像一个熟悉的陌生人。

一方面，我们常常听人家说，多吃点猪肝，补充维生素 A，可以避免患夜盲症。

另一方面，我们又常常在护肤品里看到维A酸，说它是"猛药"可以改善痤疮、抵抗衰老。你或许有疑问了，这说的是同一个东西吗？

维生素A，即视黄醇，参与身体的免疫、代谢、生殖、视力等方方面面。

我们吃下去的维生素A主要有两种形式，一种就是直接的维生素A，主要源于动物性食物，比如蛋黄、猪肝；还有一种是维生素A原，主要源于植物性食物，比如胡萝卜，这类深色蔬菜里含有的类胡萝卜素，可以在体内转化成维生素A。许多对维A类护肤品不耐受的朋友问：直接吃富含维生素A的食物会不会有用？当然有用了！

许多深绿色或黄橙色蔬果中，比如西蓝花、菠菜、空心菜、莴笋叶、彩椒、芒果、杏、柿子等都含有类胡萝卜素。

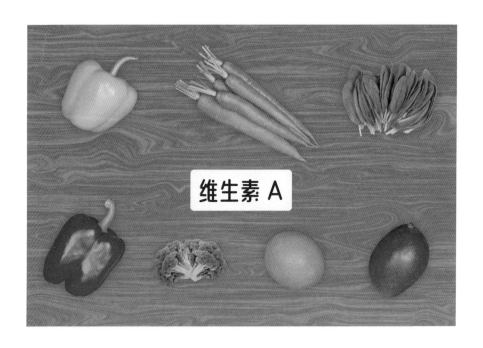

这里有一个需要注意的细节，维生素 A 是脂溶性的。这意味着身体要吸收维生素A，脂类的存在至关重要。如果你正在减肥，完全不摄入含脂类食物或油，那就会影响对脂溶性维生素的吸收。

不同的烹饪方式也会影响营养素的释放，比如炒制就比生食提供了更多的 β-胡萝卜素。

切成丁的生胡萝卜仅释放了3%的 β-胡萝卜素	进行蒸煮后升至27%	食用油炒制后，β-胡萝卜素释放量达到39%

吃进去的**维生素A**被皮肤吸收以后，会通过酶一步步地转化成维A酸，从而激活皮肤里的维A酸受体，使其指挥皮肤里的细胞好好干活。

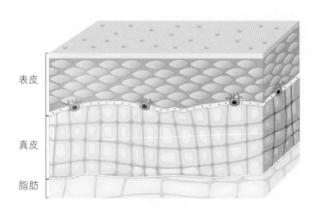

表皮

真皮

脂肪

在表皮层 ······ 维A酸可以促进细胞的增殖和分化，让新的、充满活力的细胞代替老旧细胞，一方面促进了皮肤的代谢（包括带着黑色素一起脱落），一定程度上抑制了皮肤炎症，减少了炎症带来的色素沉着，改善了粉刺、痤疮；另一方面还会让皮肤增厚，增强角质屏障。表皮层变薄常常是由于角质细胞更新变缓引起的衰老迹象之一。

在真皮层 ······ 维A酸就像监工，鞭策成纤维细胞好好干活，生产更多的胶原蛋白、弹性蛋白等。同时，控制胶原蛋白杀手——MMP，阻止它们攻击胶原蛋白，减少胶原蛋白的降解。

总之，维A酸是一名"全能型选手"，可以抗衰老、美白淡斑、改善细纹等。已经有大量文献证明，维A酸对延缓衰老是有明确的、肉眼可见的效果的。

在一项研究中，仅仅使用了0.1%维生素A达48小时后就可以观察到表皮增厚，并且皮肤的老化迹象有了缓解[36]。

当然，皮肤能够接受的维Ａ酸也是有限度的。我们吃下去没有转换成维Ａ酸的维生素Ａ会转换成维Ａ酯先存起来，等需要的时候再拿出来用。外用的维Ａ类护肤品其实也是这样。维Ａ醇转化成维Ａ酸发挥作用，或者转化成维Ａ酯在皮肤中储存，维持皮肤里维Ａ醇的动态平衡。

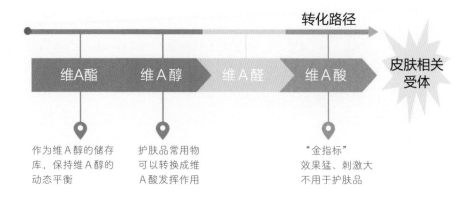

转化路径

| 维Ａ酯 | 维Ａ醇 | 维Ａ醛 | 维Ａ酸 | 皮肤相关受体 |

作为维Ａ醇的储存库，保持维Ａ醇的动态平衡

护肤品常用物可以转换成维Ａ酸发挥作用

"金指标"
效果猛、刺激大
不用于护肤品

敲重点 ┊ 即使不外用维Ａ类护肤品，平时做好防晒，多吃新鲜蔬果，特别是颜色鲜艳的蔬果，对抗衰老也非常重要。

维Ａ类护肤品可以长期使用吗

正常情况下，如果皮肤能够耐受，长期使用是可以的。

如何建立耐受呢？使用前做好皮肤的保湿维稳，从低浓度、局部少量开始（比如面部出油较多的T区），一周1~2次，逐步过渡到一周3~4次。这里有2个关键点：**不一定全脸使用，不一定每天用。**混合性皮肤，可以选择容易出油的部位，比如T区、容易长痤疮的地方，还有下巴、鼻翼两侧、鱼尾纹及法令纹等区域重点使用维A类护肤品，而偏干的地方则更注重做好日常保湿。使用维A类护肤品的时候不要和其他"猛药"同时用，别让皮肤一次承受太多压力，心急吃不了热豆腐。

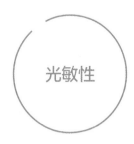

光敏性

在白天涂抹维A类护肤品会增加被晒伤的概率，所以最好在晚上睡前进行涂抹。现在也有新推出的一些维生素A衍生物可以在白天使用，但一定要记得做好防晒工作。

另外，如果有备孕计划，或者处在孕期、哺乳期，请严格检查自己的护肤品中是否含有此类成分。维A酸有明确地导致胎儿畸形的风险，所以为了自己的安全和宝宝的健康，此时应避免接触这类成分。

2.2 拿走众多诺贝尔奖的护肤品成分——多肽

多肽是和胶原蛋白生成最相关的成分之一，具有强大的科研背景，关于它的基础研究甚至拿走了不少诺贝尔奖。

1902年，德国科学家埃米尔·费雪（Emil Fischer）合成世界上第一个多肽类物质，获得了当年的诺贝尔化学奖。

1963年，美国生物化学家罗伯特·布鲁斯·梅里菲尔德（Robert Bruce Merrifield）首次提出了固相多肽合成方法，在多肽合成研究上具有里程碑意义，为此，梅里菲尔德荣获了1984年的诺贝尔化学奖。

1999年，美国纽约洛克菲勒大学甘特·布洛贝尔（Gunter Blobel）教授发现信号肽控制蛋白质运输，获得了诺贝尔奖。

多肽强大的科研背景

科学家们这么多年一直保持着对多肽的热情，除了因为多肽对我们的重要性，还有一个原因就是多肽拥有一个庞大的家族，不同长度的肽有自己擅长的事情，和人体健康、衰老等方方面面都有密切关系。

多肽在皮肤抗衰老方面最主要的是以下这3个方面的作用。

信号肽

比如五肽、六肽。作为信号分子，刺激成纤维细胞产生更多的胶原蛋白、弹性蛋白和其他的基质蛋白。

金属离子载体肽

比如三肽。搭载了铜离子的蓝铜胜肽，可以促进皮肤的修复。

神经递质阻断肽

比如六肽。减少动力性面部皱纹，抑制眼角、嘴角周围的动态细纹。

多肽比起维A类更温和，刺激性也更低，适合大部分人，但比起维A类见效会慢一些，需要坚持2个月以上才有比较明显的效果，不过护肤本来就是一个细水长流的长期工程。

除了维 A 类和多肽，**多糖**算是后起之秀了，大家耳熟能详的玻色因、鼠李糖等都属于多糖大家族。玻色因通过激活黏多糖的合成，可以促进 IV 型和 VII 型胶原蛋白的合成，让皮肤紧致富有弹性。

2.3 什么样的护肤品才有效

护肤品的种类和品牌非常多，那如何判断一个护肤品是否真的有效？

功效型护肤品之父 Albert Kligman 博士提出功效型护肤品是否有效取决于以下这3个方面[37]。

1 活性成分是否能够穿透角质层并以足够的浓度输送到预期的皮肤目标位置？

2 活性成分在皮肤的靶细胞或组织中的作用机制是否明确？

3 是否有已发表的、双盲的、同行评审的、安慰剂对照的、具有统计学意义的临床试验？

前面我们提过皮肤本身是屏障器官，而非吸收器官。一般护肤品想要进入皮肤的途径要么是经过角质细胞之间的空隙，要么是直接一层层地渗入角质细胞。比如一些多肽确实有效，但因分子量太大，根本到不了皮肤目标位置去发挥作用。所以很多时候，护肤品采用的是间接策略，用一些成分让皮肤的成纤维细胞好好干活，生产出更多的胶原蛋白。

多提一句，并不是所有的护肤品都需要透过皮肤发挥作用，比如防晒霜。我们希望防晒的成分能够在皮肤表层形成一层均匀、稳定的防护膜，阻隔紫外线进入皮肤内部。如果防晒剂被皮肤吸收甚至进入血液循环，反而会对我们造成安全隐患。

有些护肤成分，比如维生素 A、维生素 C 及其衍生物有明确的作用机制，但有些护肤成分的机制似乎是"玄学"，好像有效但又说不出原因。

护肤品评价常常包括自我评估、医生评价、专业仪器检测，越是客观的检测和严谨的实验设计，越能体现产品的真正功效。

看测试机构： 外部第三方实验室 > 品牌内部实验室检测

实验方法： 人体试验 > 皮肤模型 > 细胞实验 > 生化试验 > 文献资料

并不是所有的数据和研究都是科学的，测试的机构越严谨、测试的指标越客观、测试的项目越全面、测试人数越多、测试时长越长，数据就越有说服力。

??.......
为什么维 A 类是功效型护肤品抗衰老方面的一个"金标准"？

....
因为维 A 类完美地符合了这 3 条标准：透皮性优异，作用机制明确，有大量实验数据。

护肤品的宣传页上，常常会有一行小到你看不清的字，显示这些实验结果的来源，如果样本数很少，比如就是几个人的主观感觉，那这种实验的结果就不太靠谱。

独木不成林，在选择抗衰老护肤品的时候，可以考虑多种活性成分搭配使用，以起到"1+1>2"的效果。

抵抗初老

在抵抗初老上，有些人是"早Ｃ晚Ａ"的拥护者，而敏感肌可能更适合神经酰胺、多肽的组合搭配。现在也有一些新推出的针对敏感肌使用的维Ａ醇衍生物，比如羟基频哪酮视黄酸酯（ＨＰＲ），比较适合想尝试维Ａ类护肤品的敏感肌。我们需要根据自己的情况，通过各种搭配找到最适合自己的方式。

适合自己的才是最好的

护肤要学会倾听皮肤的声音。每个人的肤质都会随环境、季节等外界因素或者自我因素而改变。比如秋冬皮脂分泌变少，皮肤会变得敏感、偏干；随着激素周期的变化，月经前后的皮肤状态也有变化。所以，护肤品的选择更多地取决于肤质、所处的环境是干燥还是潮湿，还要考虑目前皮肤的问题，不要盲目听从他人的推荐，也不要妄想护肤品可以短时间有"换脸"的效果。

3

为什么有些人不护肤，
皮肤也很好

??⋯⋯⋯

常常有朋
友提出这
种疑惑：

⋯⋯⋯

感觉有些人根本不怎么护肤，但皮肤状态特别好。我们必须承认，有些人确实就是天生丽质、老得慢，从基因上就已经赢在了起跑线上。

对于绝大多数普通人而言，坚持正确护肤，可以让皮肤保持在健康紧致有光泽的状态。下面就一起来聊聊大家平时护肤非常容易犯的4种错误，浪费钱不说，还容易导致皮肤"越保养越差"！

3.1 一次不要超过3种

对皮肤屏障的影响

有的护肤品成分表非常长，再加上几种护肤品叠加在一起，可能有上百种成分，这些成分之间是否会发生作用，会不会影响皮肤的pH值，对住在皮肤表面的微生物屏障是否有影响以及有多大的影响，这些我们其实都不清楚。

护肤品叠加使用，可能会造成某种成分超过皮肤可以承受的剂量，比如防腐剂。单一护肤品里面含有的防腐剂肯定是在安全剂量内的，但叠加多种护肤品以后，其含量是否会超过规定量并伤害我们的皮肤呢？

日常做好清洁、保湿、防晒，再加上针对性的精华，比如抗衰加维A类、祛痘加水杨酸、敏感肌加神经酰胺。别总想着一次性把各种功效的护肤品都用上，就像你想在一道菜里做出川菜、湘菜、粤菜的味道，可最终到底会是什么味道，那只能看运气了。

3.2 脱离剂量说毒性都是"耍流氓"

通过了国家药品监督管理局备案的护肤品，采用的都是审核通过的成分，对人体健康都是经过了检验的。我们拿酒精来举例，有些朋友视酒精为"洪水猛兽"，认为它会伤害我们的皮肤。

但实际上，酒精可以帮助我们清洁皮肤表面的老旧角质，促进护肤品里的有效成分更好地吸收，让护肤品的肤感更为清爽，这对油性肌肤、混合肌肤其实是比较合适的。

我们完全没必要纠结于单一成分上，而是要看配方的逻辑、成分的搭配，看是否和自己的肤质适合。没有完美的成分，也不会有适合任何肤质的产品。

3.3 不跟风可以少交很多"智商税"

如果一段时间很多人都在推销同一款产品，先别买

特别是新上市的产品，先观察一阵子。为什么现在很多品牌的明星产品都已经到第五六代，甚至七八代了？因为品牌会根据消费者的反馈不断升级产品，调整配方。

预算有限的话，把钱花在精华、面霜上面，洗面奶和防晒就别去追求过多的功效了。我们的皮肤不是一成不变的，在不同的内分泌状态下，不同的温度、湿度下，皮肤的状态都会随之改变。

平时护肤的时候，千万别敷衍自己，觉得每个步骤都做了就行。每次护肤，至少在 2 分钟以上，多照照镜子，根据自己脸部的状况去调整护肤策略。如果近期脸上出了很多闭口，可以考虑使用一些酸类、促进角质代谢的护肤品；如果感觉皮肤比之前暗沉了，想想是不是防晒做得不到位，是不是熬夜了？了解自己的皮肤，先了解它的脾气！

3.4 报复性熬夜，补偿性护肤

现代人压力大，不少人每天一边熬着最深的夜，一边敷着最贵的面膜。夜晚是皮肤修复的时间，当一晚没睡好，皮肤的屏障功能会变得很脆弱，如果这个时候我们再去敷面膜，很容易造成皮肤敏感甚至出现过敏。

这个时候，应该做的是**减负**。用温水做好清洁，然后用乳液或者面霜做好简单的保湿就够了。

4

不同年龄有不同的抗衰老重点

4.1 20岁以后的护肤重点是什么

应该从什么时候开始抗初老呢？相信每个人都有自己的答案。在第一章，我们已经强调过胶原蛋白与衰老的重要相关性。

25~30 岁是抗衰老的分水岭

衰老并不仅是胶原蛋白的流失，关键是在于皮肤生产胶原蛋白的"工厂"——**成纤维细胞产能下降**。抗衰老要尽早，而不是等褶子已经爬到脸上再亡羊补牢，此时花的钱和精力会多得多。

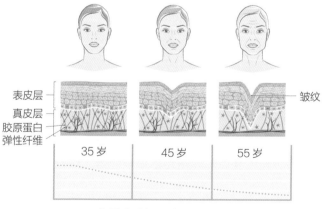

表皮层
真皮层
胶原蛋白
弹性纤维

皱纹

| 35 岁 | 45 岁 | 55 岁 |

皮肤年龄和胶原蛋白水平

不同年龄的人，面对的皮肤问题是不一样的，而导致这些问题的因素也不尽相同。年轻的时候，更多的伤害来自紫外线、压力等，所以可以按照"护肤金字塔"的方法进行护肤。

日常做好清洁、保湿、防晒

白天做好防护，通过使用一些具有抗氧化功效的护肤品，减少自由基的生成

戒除不良生活习惯，烟酒等不良生活习惯是造成衰老不可忽视的因素

保持规律的作息，尽量不熬夜，晚上使用修复类护肤品，促进皮肤中胶原蛋白和弹性蛋白的合成

4.2 50岁以后，雌激素是关键

随着年龄的增长，衰老更可能来自雌激素水平的下降，内分泌的改变。这个时候的策略除了关注自由基、胶原蛋白等，还要关注雌激素。

雌激素

雌激素作为一种主要的性激素，对皮肤内源性老化，尤其对女性皮肤老化的影响非常大。

女性进入青春期后，雌激素水平将逐渐增高，并在30岁左右达到顶峰。而进入绝经期后，由于卵巢功能的衰竭，雌激素水平迅速下降，脸上的胶原蛋白也开始加速流失。

雌激素对皮肤的影响

 胶原蛋白　雌激素可以增加皮肤的厚度，减少胶原蛋白的分解，促进胶原蛋白的合成，改善皮肤弹性，促进皮肤修复。

 透明质酸　雌激素可以促进真皮中透明质酸的合成，使皮肤的含水量增加，有效减缓皮肤出现干燥、皱纹。

 色素　雌激素对增加皮肤色素有显著作用，比如女性在月经前容易发生色素沉着，尤其是眼周。

这也是为什么含有雌激素的护肤品能很快让皮肤细腻、充满弹性，但是同时会增加患乳腺癌的风险，所以被国家明令禁止在护肤品中添加。那有没有其他好办法呢？当然有。

饮食中的 "雌激素"

平时可以多吃一点豆制品，比如豆腐、豆浆。豆制品里含有的大豆异黄酮与雌激素相似，所以也叫作植物雌激素，它对雌激素具有双向调节作用：当体内雌激素少了，它可以作为"候补队员"出场；雌激素过多时，它又会作为竞争者来降低内源性雌激素的作用水平。

避免压力过大

精神压力过大、常常熬夜、失眠会影响内分泌调节，导致卵巢功能过早衰退（卵巢早衰），雌激素分泌减少，甚至更年期提前到来。白领女性由于工作压力太大而出现卵巢早衰的现象已屡见不鲜。

避免过度节食

好好吃饭，千万不要过度节食，因为脂肪比例过低会影响体内雌激素的水平。合成雌激素的主要原料就是脂肪，没有原料，最直接的后果就是雌激素的合成不足，从而引起月经紊乱甚至闭经。非正常闭经会抑制卵巢的排卵功能，容易造成卵巢早衰，若治疗不及时，甚至会造成不孕。

在护肤方面，可以选择促进细胞新陈代谢，加速皮肤细胞自我更新的护肤品，比如果酸、维A类，敏感肌可以选择更为温和的成分；如果皮肤色素沉着、老年斑等问题明显，也可以选择抑制糖基化和羰基化的护肤品，比如维生素C、吡哆胺、烟酰胺、肌肽、姜黄素、儿茶素、白藜芦醇等。

4.3 "贵妇"护肤品是真有效还是心理安慰

??······
这到底是"贵妇的快乐"还是"智商税"呢？

······
不知道大家有没有发现，这几年"贵妇品牌"都爱用植物提取物。你或许会有疑问，为什么不用维A类、多肽这类机制更为明确的成分？打个比方，感染后发炎，有些人会用青霉素、头孢等抗生素，而有些人会选择蒲地兰、蒲公英、鱼腥草等中成药。

两种不同的护肤态度
一种是希望成分清晰、高效快速，另一种更相信自然所带来的力量，这两种互不可替代，也并没有说哪种方式就一定更好、更有效。其实，很多成分本就是从天然植物中提取的，比如水杨酸发现于柳树皮，维生素C发现于柠檬。

珍稀的原料加上耗费的时间和最新的科技萃取方式，或许才能配得上"贵妇品牌"的格调和价格。

为什么萃取方式也这么重要？ 打个比方大家就知道了。比如我们平时吃的辣椒做成"辣椒提取物"产品，这里面用的辣椒可能是朝天椒、小米椒、灯笼椒，做出来的提取物产品可能是辣椒油、辣椒粉、辣椒酱，还可能是老干妈。护肤成分也是这样，虽然在配方表上的名字一样，但不同的原料、工艺，代表着完全不同的活性成分。

更多成分、更高浓度从来不代表更好的功效。配方思路清晰，原料恰到好处，才能更加体现品牌的底气。

?? ·······

那植物提取物到底是不是"智商税"？

·······

从 2022 年开始，新的《化妆品功效宣称评价规范》正式施行，在国内生产经营的护肤品都需要进行功效宣称评价试验，包括人体功效评价试验、消费者使用测试和实验室试验，这对消费者而言是一件好事，不论是维生素 A、维生素 C 这样的成分还是各种天然提取物，最终还是要让功效试验结果来说话。

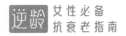
5

家用美容仪到底有没有用

　　家用美容仪到底值不值得购买？很多人认为定期到美容院做护理，项目费用高且麻烦，家用美容仪自己在家就可以护肤，这听上去是不错的方法。近些年，宣称"把医美技术搬回家"的家用美容仪确实越来越"香"。

　　据统计，近60％的20～49岁中国城市女性消费者曾经至少使用过一种家用美容仪。根据原理不同，家用美容仪主要可以分为3类：使用声、光和电。有些仪器可能是单一功能，有些可能是组合功能。

家用美容仪

〡〢 **声**：比如洁面仪

☼ **光**：比如光子嫩肤仪、红蓝光美容仪、脱毛仪

▱ **电**：比如射频仪、微电流美容仪

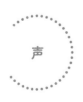

声

　　主要靠的是声波振动。高频振动可以带走皮肤表面的污垢，起到清洁作用。对于浅层黑头以及提高皮肤对护肤品的后续吸收有一定作用。敏感肌不需要天天使用，一般根据皮肤的状况决定使用频率。

根据不同物质可以吸收不同波长的光来解决不同的皮肤问题。

现在很火的热玛吉就属于这一类，为医用射频仪器。家用射频仪也是同样的原理，使皮肤真皮中的胶原蛋白收缩、螺旋方式发生变化，实现收紧提拉皮肤的效果。从安全角度出发，家用机器的射频频率肯定是达不到专业仪器要求的，效果也会大打折扣。

家用美容仪的优点在于方便携带，好操作，但也因为操作简单以及功率的问题，决定了效果的局限性，大家不要因为广告而对美容仪在抗衰老方面的功效抱有不切实际的幻想。当然，睡前给自己做个面部护理，也是解压和放松的一种方式。

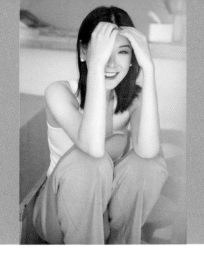

实战篇

生活方式没有统一标准，适合自己的才是最好的

首先，生活方式是没有"标准答案"的。前面我们讲到的有些内容可能和大家以前听到的营养观念不同，比如间歇性断食。这种饮食方法与传统的"按时吃饭""必须吃早餐"等饮食习惯"背道而驰"，甚至大家听到"断食"这个词就会觉得很恐怖，仿佛没有定时吃三餐就会得病。

但科学研究本身就是一个不断发展的过程，无论是饮食还是运动，都是很个性化的事情，不能用同样的标准来要求所有人，适合自己的才是最好的。

吃饭，值得每个人认真对待

说说我的一日三餐。

我一般早上八九点吃早餐，晚上六点左右吃晚餐，中间会有12小时以上的断食时间。早餐时，我的选择一般是：牛奶+粗燕麦+一颗水煮蛋+一个橙子，有时加几颗坚果。中餐和晚餐，按自己的拳头大小，吃2个拳头的蔬菜，特别是深色蔬菜和菌类，1个拳头以杂粮为主的主食，1个拳头的优质蛋白质食物。除此之外，还需要适量的健康植物油，如橄榄油，并避免使用含有不健康反式脂肪酸的氢化油，低脂并不意味着真健康。

这个世界上从来没有绝对的好与不好，食物亦然，只要是天然、新鲜、多样化的食物，我们就离健康近了一大步。

此外，我也不建议大家少食多餐。胰岛素的频繁分泌，容易导致胰岛素抵抗，这与肥胖、血脂异常、糖尿病等代谢性疾病有很大关系。

"轻断食"并不是为了减肥，而是为了恢复胰岛素的敏感性，保持健康状态。

我分享断食经历并不是要大家跟我一样，一天一餐或者长时间不吃东西，而是想唤醒大家的一种意识，学会聆听身体的声音，不要过分在意一些根深蒂固的"老观念"。

饿了就吃，不饿就放下手中的食物，分清楚什么是饥饿，什么是嘴馋。在孤单或者压力大的时候，不要情绪化暴饮暴食。

当然，餐后偶尔来一小块巧克力，高强度工作后偶尔放纵吃个冰激凌，并不会让我们怎么样。

活着，开心也很重要！

运动，能长期坚持的就是最好的

再来聊聊运动。

我一般在早上6点起床，然后去草地、树木多的地方遛狗。遛完狗，我会做3~5组瑜伽拉伸，状态好的时候再做1~2组HIIT练习。如果你没有狗，也请每天花点时间，走出室内，晒晒太阳，做做运动，接触下大自然。多和大自然接触可以丰富肠道菌群，调节免疫力，有利于保持健康。

对于抗衰老而言，间歇性断食加上高强度运动可以取得更好的效果。我曾经坚持好几年的力量训练，沉迷于在健身房里打造马甲线、蜜桃臀。随着工作越来越忙，出差越来越多，我开始去户外爬山、跑步。

我发现相较于在健身房练习，不同的运动方式更能体会运动的乐趣，也会带给身体不同的益处。

穿上一双舒服的跑鞋，走走停停或者变速跑，春天的樱花、秋天的枫叶……沿途的风景会给你带来新鲜的体验。

2020年，哈佛团队通过11万人的大数据，指出只要坚持不吸烟、健康饮食、每天至少30分钟的中等强度以上运动、保持健康体重和不过量饮酒，这5个健康习惯，可以延长无病寿命。

即使只做到其中的一条或者几条，也可以不同程度地减少癌症、心血管疾病等导致的死亡风险。

运动本身是为了保持健康和心情愉悦。不管是举铁、跳舞、跑步、快走，只要是自己喜欢的、能坚持下来的就是最好的。

保持学习和阅读的能力：长大，但永不老去

年龄只是时间的数字，保持年轻的心态是关键。

保持阅读、不断学习的能力，就是让你比同龄人更年轻的利器。我习惯在睡前阅读纸质书，坚持每周阅读一本好书，这其实是一件很有幸福感和成就感的事情。

纸质书让我摆脱了手机和电脑屏幕的蓝光，在橘黄柔软的灯光下，安静地阅读，这常常让我拥有高质量的睡眠。

读书可以让我们保持对世界的好奇。就像小时候读的《十万个为什么》，长大后读的各种人物传记，让我们知道原来自己可能只是井底之蛙，书中那些未知的、有趣的人或者事，吸引着我继续探索这个世界。

写到这里，内容快要结束了，但对我们来说，改变生活方式，"抗衰老大作战"才刚刚开始。

在最后，我为你总结和提炼了10条保持年轻的行动方案清单，可以时不时拿出来看看，提醒自己。

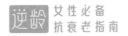
抵抗衰老的10条建议

岁月增加了我们的阅历，也会悄悄改变我们的皮肤状态和发量。相比男性，女性更容易出现年龄焦虑。

其实，每个阶段女性的魅力是不同的，不必因此而焦虑。青春少女的美，是天然有活力；中年女人的美，是成熟有韵味。外表只占魅力的三分，而内在占七分。真正懂得爱自己、爱生活的女人，不会只活在他人的眼里。注重自己的形象，认真地打扮自己，取悦自己。

之前看到周迅的一个采访，她说《如懿传》播出时受到了很多关于自己外表的批评，她第一次深刻地感受到衰老的影响，"我没有办法回到太平公主，也没有办法回到李米，我只能往前走。走着走着就想开了，甚至能大笑着说'去你的'"。

没有人会一直保持年轻，在岁月沉淀中保持坚定和自信，就已足够。

1 年龄越大，越需要运动

年龄越大，就像一辆车开得越久，各种小毛病都出来了，比如骨质疏松、肌少症。不过，研究已经证实运动可以预防骨质疏松、肌肉流失、癌症，让我们的心脑血管保持年轻状态。所以，年龄越大，越需要运动！

2
运动并不一定要去健身房

很长一段时间，我健身一定要去健身房，热身、举铁、有氧运动、洗澡……没有一两个小时根本搞不定。因为工作繁忙，连续几次没去健身房，后面几个月可能都懒得去。

但这两年我找到了适合自己的运动方式——遛狗，不再去健身房，节省时间的同时，效果也没有打折扣。

这个方法是在游泳运动员迈克尔·菲尔普斯（Michael Phelps）的保健医生写的《吃土》里学到的，多接触自然，可以丰富我们的肠道菌群，保持身体健康。另外,让眼睛在一清早接触阳光，对视力还有一天的精神状态都有好处。运动本身是为了保持健康、心情愉悦，可以轻松坚持下来的运动才是最好的。

3
太努力，可能是你失败的原因

常常听到这样一句话："最可怕的是比你优秀的人比你更努力。"但有时候，过于努力，会让我们不知不觉偏离人生的方向。以前经常和我一起健身的隔壁老王，每次都是练得大汗淋漓、满脸通红。可健身3年，不但体形毫无变化，体重也反增不减。我们需要警惕那些看起来很努力却不思考的时刻，它会让我们困在原地，无法得知前进的方向。

很多人往往会忽略思维上的勤奋，拼命靠肢体上的勤奋来弥补。比如在日常生活中，白天机械式工作，晚上刷刷剧，日复一日地生活，辛苦却习以为常。我们常常只记得拼命工作，却忘记保持思考和休息。有时讨厌自己不够优秀的人，不是不够努力，而是没有休息好。

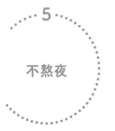

4

**避免
精神内耗**

有的人天生属于内耗体质，在做事之前，总是犹豫、纠结、担心、害怕、自我否定，患得患失。

当我们将资源用于大脑内部的自我战斗时，那些原本应用于面对挑战、解决问题的身心资源将会变得匮乏，导致疲劳、麻木、注意力分散、反应迟钝等问题。有这样一句话："真正改变我们的，不是短暂的奇遇，而是在时间中的消耗、磨损。"

丘吉尔回顾所有烦恼时，想起一位老人的故事，他临终前说："一生烦恼太多，大部分担忧的事情却从来没有发生过。"我们内心所产生的焦虑与不安，包括恐惧都因过度关注未来而引起。如果你当下的事情都没做好，谈何未来呢？遇到问题，尽力去解决，别太在意结果。如果不成功，就坦然接受。挑战本身不会带来痛苦，但无休止地折磨自己，不断内耗才是痛苦的根源。

5

不熬夜

睡觉的第一大功能就是给我们"洗脑"。

睡眠时，脑脊液充分循环，把大脑里的各种垃圾、代谢副产物都冲走。所以，在一次高质量睡眠后，我们才会觉得神清气爽、思维清晰。

如果你一直不睡，这些垃圾就会越积越多，大量研究已经证明熬夜和阿尔茨海默病风险成正相关。年轻时候熬的夜，之后会用智商来还。

6

赚钱，治愈一切矫情

一个人越穷，往往越容易感受到生活的恶意。电影《我不是药神》中讲到这世界上只有一种病，那就是"穷病"。也许生活会欺骗你，但自己的钱包不会。努力赚钱，学会存钱，不仅仅是为了更好的物质生活，也是为了让自己有更多选择权。

7

每一分钟都应该体现它的价值

我们这一生真正的朋友或许不超过10个。尽管手机通讯录的联系好友有成百上千位，但当我们陷入困境时，只会想起这10个好友。真正的好友，即使长时间不见面，但一通电话、几条信息，隔着屏幕，相处的感觉依旧舒服和熟悉。一些耗费精力，感到有压力的约会就推掉吧。与其把时间花在那些无效社交上，不如花在运动、看书等自我提升上。所谓的人脉圈，基础是你自己现在的实力。

8

高质量的独处，胜过盲目的合群

日本社会学家上野千鹤子在其著作《一个人的老后》中说："生命旅程越长，越有可能只剩自己独自走下去。结婚也好，不结婚也罢，无论是谁，最后都是一个人。"我们每个人终将要面临一个人的生活。

高质量的独处，胜过盲目的合群。

我们不害怕独处，也不会将就感情。有喜欢的人，用心呵护，把每天都过成情人节；没有喜欢的人，自己吃好喝好也不错。

9

试试"轻断食"

少吃多动的好处就不多说了，但大部分人很难做到一餐只吃七成饱，所以比起控制每餐吃多少，控制吃饭的时间间隔会更简单。我一般是晚上六点左右吃晚餐，然后早上八九点再吃早餐，这样中间会有12小时以上的断食时间，平时除了一日3餐，我也不会吃零食。

10

提升内在

颜值高确实会有优势，比起长得漂亮，活得漂亮更重要，要拥有温柔的力量，这种温柔不是刻意的，不仅仅指说话时柔声细语，而是可以接受不同，包容很多事情和人。只有提升我们的内在，才会获得这股力量。你有多久没有完整地读过一本书了？读书多了，会体现在气质和谈吐，看待万物的格局。

参考文献

［1］Lehallier B, Gate D, Schaum N, et al. Undulating changes in human plasma proteome profiles across the lifespan[J]. Nat Med, 2019, 25(12): 1843-1850.

［2］Fitzgerald KN, Hodges R, Hanes D, et al. Potential reversal of epigenetic age using a diet and lifestyle intervention: a pilot randomized clinical trial[J]. Aging (Albany NY), 2021, 13(7): 9419-9432.

［3］Tobin DJ. Introduction to skin aging[J]. J Tissue Viability, 2017, 26(1): 37-46.

［4］Oikarinen A. The aging of skin: chronoaging versus photoaging[J]. Photodermatol Photoimmunol Photomed, 1990, 7(1): 3-4.

［5］Reilly DM, Lozano J. Skin collagen through the lifestages: importance for skin health and beauty[J]. Plast Aesthet Res, 2021, 8: 2.

［6］Fleischmajer R, MacDonald ED, Perlish JS, et al. Dermal collagen fibrils are hybrids of type I and type III collagen molecules[J]. J Struct Biol, 1990, 105(1-3): 162-169.

［7］Tracy LE, Minasian RA, Caterson EJ. Extracellular Matrix and Dermal Fibroblast Function in the Healing Wound[J]. Adv Wound Care (New Rochelle), 2016, 5(3): 119-136.

［8］陈永红，杜冠华. 线粒体与衰老[J]. 中国药理学通报, 2000, 16 (5) : 485-488.

［9］李汇柯，冯楠，王闻博，等. 皮肤糖化反应发生机制、影响因素及抗糖化在化妆品行业中的发展现状[J]. 日用化学工业, 2021, 51(02): 153-160.

［10］Gkogkolou P, Böhm M. Advanced glycation end products: Key players in skin aging[J]. Dermatoendocrinol, 2012, 4(3): 259-270.

［11］Lee CK, Klopp RG, Weindruch R, et al. Gene expression profile of aging and its retardation by caloric restriction[J]. Science, 1999, 285(5432): 1390-1393.

[12] Cepas V, Collino M, Mayo JC, et al. Redox Signaling and Advanced Glycation Endproducts (AGEs) in Diet-Related Diseases[J]. Antioxidants (Basel), 2020, 9(2): 142.

[13] Toutfaire M, Bauwens E, Debacq-Chainiaux F. The impact of cellular senescence in skin ageing: A notion of mosaic and therapeutic strategies[J]. Biochem Pharmacol, 2017, 142: 1-12.

[14] Kammeyer A, Luiten RM. Oxidation events and skin aging[J]. Ageing Res Rev, 2015, 21: 16-29.

[15] Mayoral FA, Kenner JR, Draelos ZD. The skin health and beauty pyramid: a clinically based guide to selecting topical skincare products[J]. J Drugs Dermatol, 2014, 13(4): 414-421.

[16] Draelos ZD. Revisiting the Skin Health and Beauty Pyramid: A Clinically Based Guide to Selecting Topical Skincare Products[J]. J Drugs Dermato, 2021, 20(6): 695-699.

[17] Schoenfeld BJ, Aragon AA, Wilborn CD, et al. Body composition changes associated with fasted versus non-fasted aerobic exercise[J]. J Int Soc Sports Nutr, 2014, 11(1): 54.

[18] Stutz J, Eiholzer R, Spengler CM. Effects of Evening Exercise on Sleep in Healthy Participants: A Systematic Review and Meta-Analysis[J]. Sports Med, 2019, 49(2): 269-287.

[19] Huskens D, Schols D. Algal lectins as potential HIV microbicide candidates[J]. Mar Drugs, 2012, 10(7): 1476-1497.

[20] Mu J, Hirayama M, Sato Y, et al. A Novel High-Mannose Specific Lectin from the Green Alga Halimeda renschii Exhibits a Potent Anti-Influenza Virus Activity through High-Affinity Binding to the Viral Hemagglutinin[J]. Mar Drugs, 2017, 15(8): 255.

[21] Singh RS, Thakur SR, Bansal P. Algal lectins as promising biomolecules for biomedical research[J]. Crit Rev Microbiol, 2015, 41(1): 77-88.

[22] Li J, Lee DH, Hu J, et al. Dietary Inflammatory Potential and Risk of Cardiovascular Disease Among Men and Women in the U.S[J]. J Am Coll Cardiol, 2020, 76(19): 2181-2193.

［23］Ekelund U, Tarp J, Fagerland MW, et al. Joint associations of accelero-meter measured physical activity and sedentary time with all-cause mortality: a harmonised meta-analysis in more than 44 000 middle-aged and older individuals[J]. Br J Sports Med, 2020, 54(24): 1499-1506.

［24］Pontzer H, Raichlen DA, Wood BM, et al. Hunter-gatherer energetics and human obesity[J]. PLoS One, 2012, 7(7): e40503.

［25］Bhuva AN, D'Silva A, Torlasco C, et al. Training for a First-Time Marathon Reverses Age-Related Aortic Stiffening[J]. J Am Coll Cardiol, 2020, 75(1): 60-71.

［26］Li S, Lear SA, Rangarajan S, et al. Association of Sitting Time With Mortality and Cardiovascular Events in High-Income, Middle-Income, and Low-Income Countries[J]. JAMA Cardiol, 2022, 15: e221581.

［27］Bourassa KJ, Caspi A, Harrington H, et al. Intimate partner violence and lower relationship quality are associated with faster biological aging[J]. Psychol Aging, 2020, 35(8): 1127-1139.

［28］王善高, 周应恒, 严斌剑. 经济独立对女性婚后生活幸福感的影响研究[J]. 经济与管理研究, 2019, 40(2): 12.

［29］Tamatsu Y, Tsukahara K, Sugawara Y, et al. New finding that might explain why the skin wrinkles more on various parts of the face[J]. Clin Anat, 2015, 28(6): 745-752.

［30］汪小蒙，杨森. 经表皮水分流失与皮肤屏障的遗传学研究[J]. 中国麻风皮肤病杂志, 2018, 34(09): 569-572.

［31］Telang PS. Vitamin C in dermatology[J]. Indian Dermatol Online J, 2013, 4(2): 143-146.

［32］Duteil L, Cardot-Leccia N, Queille-Roussel C, et al. Differences in visible light-induced pigmentation according to wavelengths: a clinical and histological study in comparison with UVB exposure[J]. Pigment Cell Melanoma Res, 2014, 27(5): 822-826.

［33］Setty SR. Opsin3-A Link to Visible Light-Induced Skin Pigmentation[J]. J Invest Dermatol, 2018, 138(1): 13-15.

［34］Harvard Medical School. Blue light has a dark side[OL]. Harvard Health

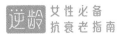

Publishing, 2020-07-07. https://www.health.harvard.edu/staying-healthy/blue-light-has-a-dark-side.

[35] Matsui MS, Pelle E, Dong K, et al. Biological Rhythms in the Skin[J]. Int J Mol Sci, 2016, 17(6): 801.

[36] Bellemère G, Stamatas GN, Bruère V, et al. Antiaging action of retinol: from molecular to clinical[J]. Skin Pharmacol Physiol, 2009, 22(4): 200-209.

[37] Kligman D. Cosmeceuticals[J]. Dermatol Clin, 2000, 18(4): 609-615.